Das Alter

1 Beim Alter eines Menschen unterscheidet man zwischen dem kalendarischen und dem biologischen Alter. Klären Sie die Unterschiede der beiden Begriffe.

Kalendarisches Alter:

Biologisches Alter:

2 Zwischen dem kalendarischen und dem biologischen Alter können große Schwankungen auftreten. Betrachten Sie die nachfolgenden Bilder und versuchen Sie, das Alter der abgebildeten Personen zu schätzen.

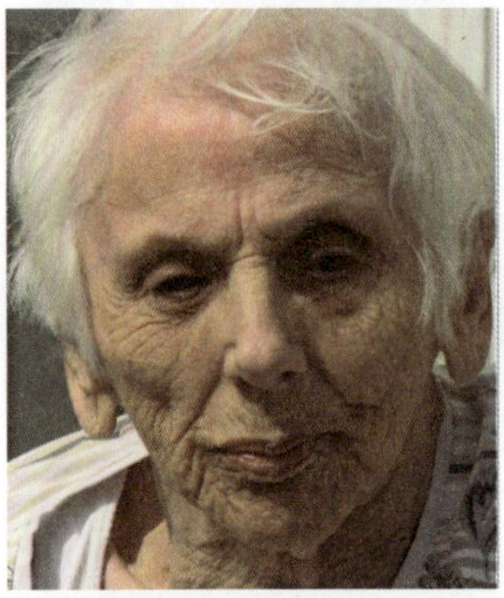

.... Jahre

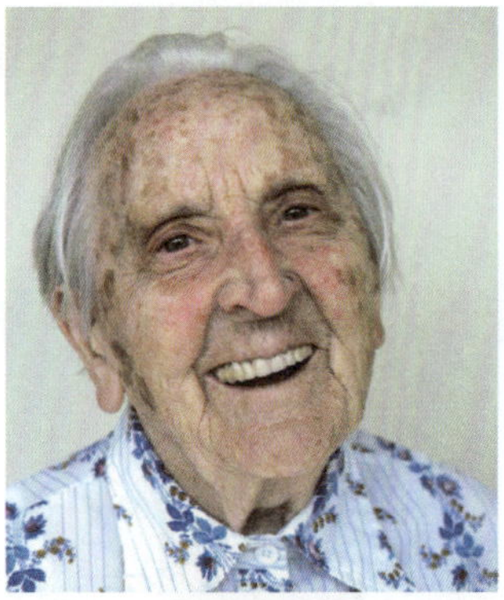

.... Jahre

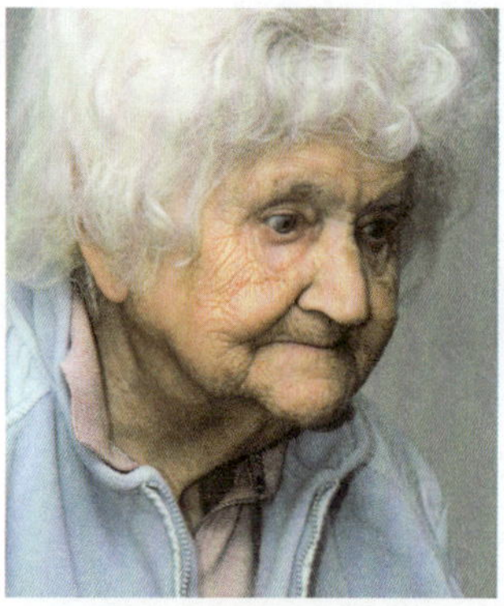

.... Jahre

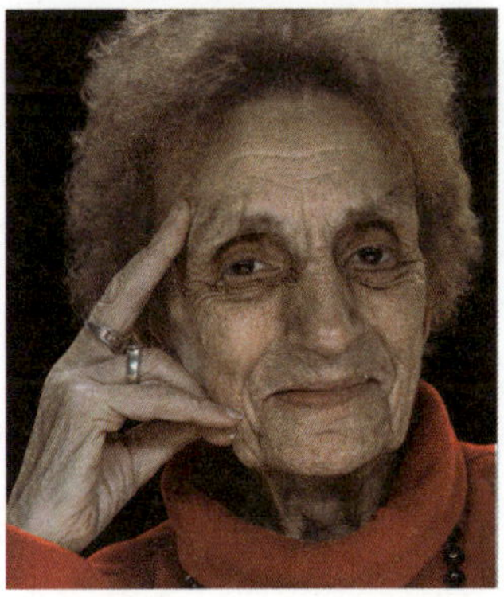

.... Jahre

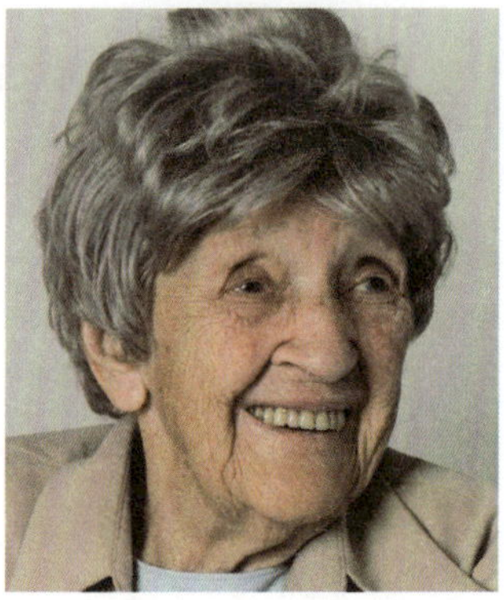

.... Jahre

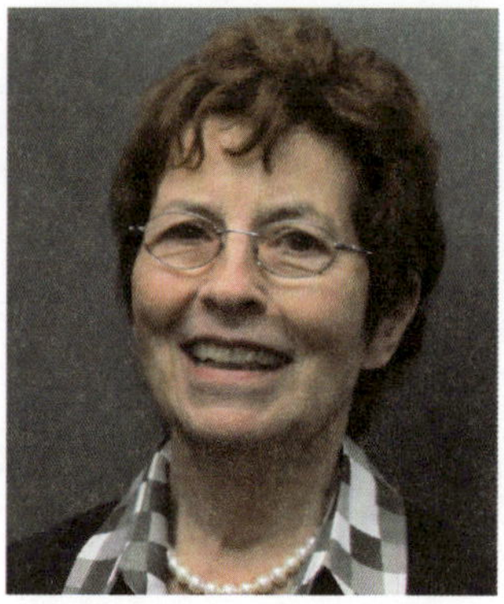

.... Jahre

3 Konnten Sie das Alter der Personen gut einschätzen oder gab es auffällige Differenzen? Geben Sie Ursachen für die Unterschiede zwischen dem kalendarischen und dem biologischen Alter an.

4 Altern ist keine Krankheit. Trotzdem treten bei jedem Menschen mit Fortschreiten des Lebensalters mehr oder weniger ausgeprägte Rückbildungsprozesse auf. Tragen Sie typische Veränderungen im Alter zusammen. Zur Hilfestellung werden Oberbegriffe vorgegeben.

Haut

Schmecken

Muskeln

Gelenke

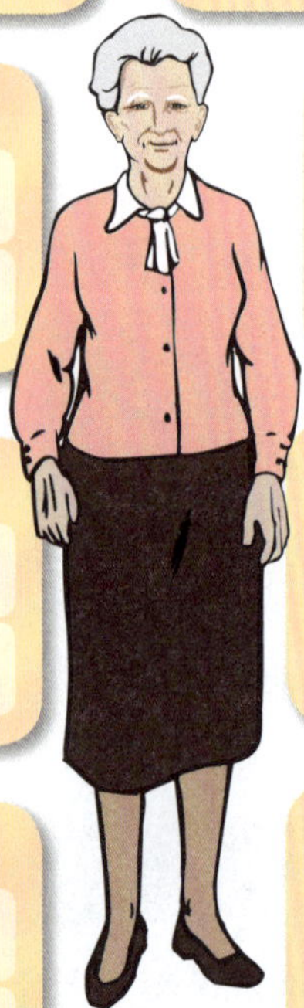

Sehvermögen

Stoffwechsel

Thermoregulation

Immunsystem

Hörvermögen

Organfunktionen

Geistige Veränderungen

Fortpflanzung

Frau:

Mann:

Knochen

5 Ergänzen Sie die Aussagen zum Thema Lebenserwartung.

Die Lebenserwartung stieg in Deutschland in den letzten 100 Jahren fast um das Doppelte. Bei heute Geborenen liegt sie im Durchschnitt bei ca. 86 Jahren. Gründe für diesen Anstieg sind u.a.

6 Die hohe Lebenserwartung hat in Verbindung mit den anhaltend niedrigen Geburtenraten eine Veränderung der Altersstruktur zur Folge. Mit grafischen Darstellungen kann man den Wandel im Altersaufbau der deutschen Bevölkerung sehr gut verdeutlichen.

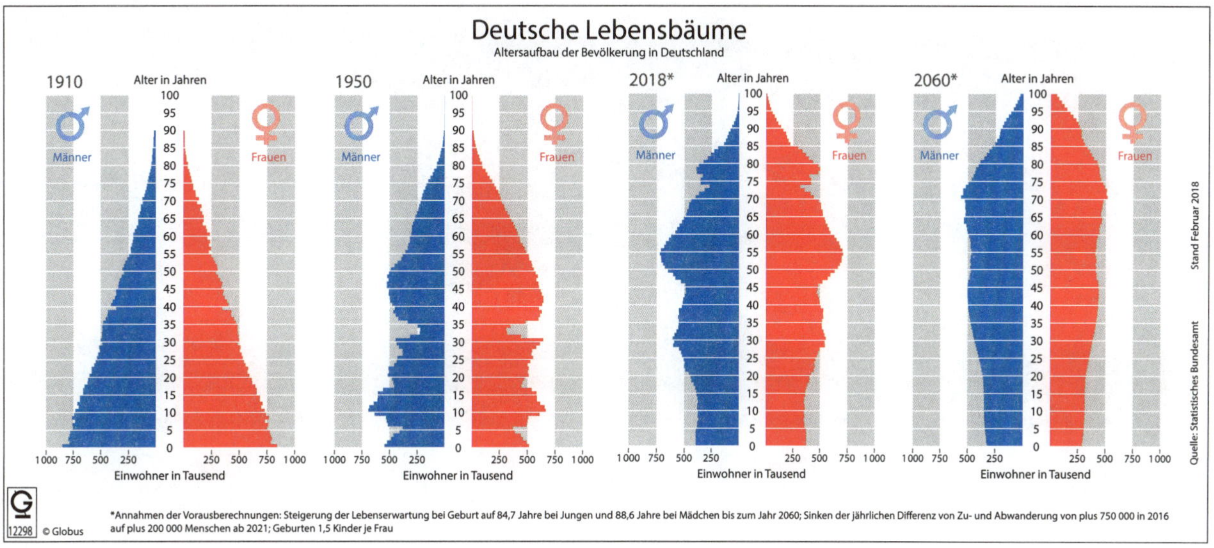

Versuchen Sie, mithilfe der Abbildung folgende Fragen zu beantworten:

Wie verändert sich der Anteil der älteren Bevölkerung?

Welche Aussagen können Sie zum Anteil der jüngeren Bevölkerung (Kindesalter) machen?

Wie entwickeln sich prognostisch gesehen die Bevölkerungszahlen im erwerbsfähigen Alter?

7 Diskutieren Sie über daraus resultierende Probleme im Unterrichtsgespräch. Entwickeln Sie Lösungsvorschläge.

Das Pflegemodell nach Krohwinkel

1 Das Pflegemodell der ganzheitlich-fördernden Prozesspflege von Monika Krohwinkel ist in vielen Alten- und Pflegeeinrichtungen Deutschlands konzeptionelle Grundlage für die Pflege und Betreuung. Es orientiert sich an den Aktivitäten, Beziehungen und existenziellen Erfahrungen des Lebens (ABEDL®). Tragen Sie die 13 ABEDLs® zusammen.

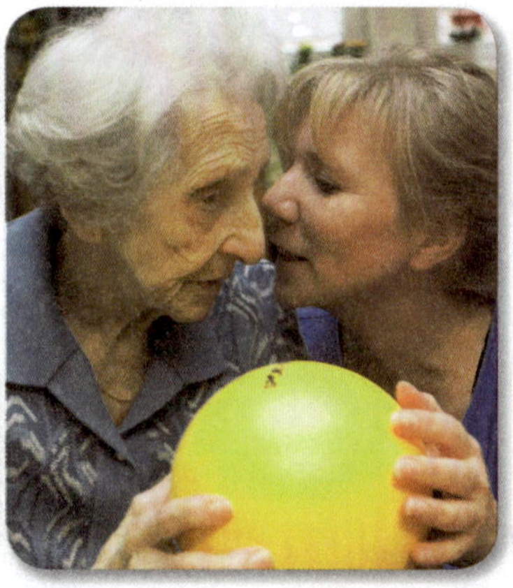

2 Sämtliche alltagsrelevante Aspekte und Handlungen können den ABEDLs® zugeordnet werden. Geben Sie nach dem Lesen der Sätze die passenden ABEDLs® an.

Frau Sinner legt großen Wert auf gepflegte Nägel.

Herr Meier ist mit dem täglichen Wechseln des Anus-praeter-Beutels vertraut.

Frau Borek möchte selbst bei hohen Außentemperaturen ihre Weste anziehen, da sie immer leicht friert.

Frau Grocholl benötigt seit ihrem Schlaganfall ein Spezialbesteck, um weiterhin selbstständig essen zu können.

Herr Rothe erscheint zum Lesekreis immer mit korrekt gebundener Krawatte.

Frau Poerschke leidet unter ihrer zunehmenden Schwerhörigkeit.

Frau Richter genießt es, nach einem Kurzurlaub bei ihren Kindern wieder im eigenen Bett schlafen zu können.

Herr Lehmann hat sich seit dem Tod seiner Frau völlig zurückgezogen, findet aber Trost in seinem festen Glauben.

Mit der farblichen Gestaltung ihrer Tür findet Frau Berke trotz ihrer Demenz immer ihr Zimmer.

Herr und Frau Simon genießen es, händehaltend auf dem Sofa des Wohnbereichs zu sitzen.

Herr Braune möchte am liebsten immer von denselben Pflegekräften gewaschen und versorgt werden.

Frau Pohle findet zunehmend Gefallen daran, im Internet nach interessanten Themen zu suchen.

Mit der Anschaffung eines Rollators hat sich der Aktionsradius von Herrn Schmidt deutlich vergrößert.

Das Strukturmodell

1 Pflegeeinrichtungen, die sich am Strukturmodell orientieren, erstellen als ersten Schritt die sogenannte Strukturierte Informationssammlung (SIS®). Sie besteht aus drei Kernelementen und erfasst den aktuellen Pflegebedarf. Erklären Sie kurz die Inhalte der drei Kernelemente.

SIS® – stationär –
Strukturierte Informationssammlung

Name der pflegebedürftigen Person	Geburtsdatum	Gespräch am/ Handzeichen Pflegeflachkraft	pflegebedürftige Person/Angehöriger/ Betreuer

Was bewegt Sie im Augenblilck? Was brauchen Sie? Was können wir für Sie tun?

Themenfeld 1 – kognitive und kommunikative Fähigkeiten

Themenfeld 2 – Mobilität und Beweglichkeit

Themenfeld 3 – krankheitsbezogene Anforderungen und Belastungen

Themenfeld 4 – Selbstversorgung

Themenfeld 5 – Leben in sozialen Beziehungen

Themenfeld 6 – Wohnen/Häuslichkeit

Erste fachliche Einschätzung der für die Pflege und Betreuung relevanten Risiken und Phänomene																					Sonstiges			
	Dekubitus				Sturz				Inkontinenz				Schmerz				Ernährung							
			weitere Einschätzung notwenig				weitere Einschätzung notwenig				weitere Einschätzung notwenig				weitere Einschätzung notwenig				weitere Einschätzung notwenig				weitere Einschätzung notwenig	
	ja	nein	ja	nein	ja	nein	ja	nein	ja	nein	ja	nein	ja	nein	ja	nein	ja	nein	ja	nein	ja	nein	ja	nein
1. kognitive und kommunikative Fähigkeiten	☐	☐	☐	☐	☐	☐	☐	☐	☐	☐	☐	☐	☐	☐	☐	☐	☐	☐	☐	☐	☐	☐	☐	☐
2. Mobilität und Beweglichkeit	☐	☐	☐	☐	☐	☐	☐	☐	☐	☐	☐	☐	☐	☐	☐	☐	☐	☐	☐	☐	☐	☐	☐	☐
3. krankheitsbezogene Anforderungen und Belastungen	☐	☐	☐	☐	☐	☐	☐	☐	☐	☐	☐	☐	☐	☐	☐	☐	☐	☐	☐	☐	☐	☐	☐	☐
4. Selbstversorgung	☐	☐	☐	☐	☐	☐	☐	☐	☐	☐	☐	☐	☐	☐	☐	☐	☐	☐	☐	☐	☐	☐	☐	☐
5. Leben in sozialen Beziehungen	☐	☐	☐	☐	☐	☐	☐	☐	☐	☐	☐	☐	☐	☐	☐	☐	☐	☐	☐	☐	☐	☐	☐	☐

1. __________

2. __________

3. __________

Der Pflegeprozess

1 Der Pflegeprozess ist die Arbeitsgrundlage in der professionellen Pflege. Die notwendigen Einzelschritte können in einem Regelkreis dargestellt werden. Bringen Sie die vorgegebenen Begriffe in eine logische Reihenfolge. (Darstellung des inhaltlich gleichen Regelkreises ist je nach Autor auch als 4- bzw. 5-Phasen-Modell möglich.)

Planung von Zielen; Planung von Maßnahmen; Einschätzung / Informationssammlung; Überprüfung und Beurteilung der Wirkung der Pflege; Durchführung der Pflegemaßnahmen; Benennung der Ressourcen und Probleme

1.

2.

3.

4.

5.

6.

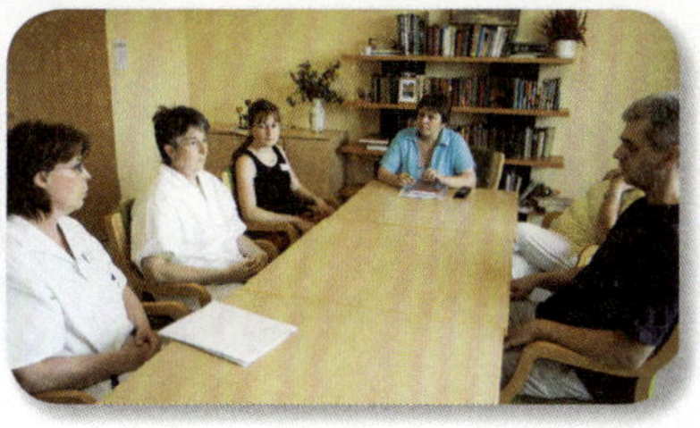

2 Für die Entbürokratisierung der Pflegedokumentation wurde das „Strukturmodell" entwickelt, das sowohl in der ambulanten als auch in der stationären Altenpflege angewandt werden kann. Dieses Modell ist wieder 4-schrittig und löst sich vom 6-Phasen-Modell, das sich an den ABEDLs® orientiert (siehe Aufgabe 1). Zeigen Sie zum Vergleich zu Aufgabe 1 die Teilschritte des Strukturmodells auf.

Der 4-phasige Pflegeprozess im Sinne des Strukturmodells

1. ______

2. ______

3. ______

4. ______

3 In einer herkömmlichen Informationssammlung werden Daten zur Einschätzung der Bewohnersituation zusammengetragen. Dabei unterscheidet man zwischen subjektiven und objektiven Daten. Erklären Sie den Unterschied der beiden Begriffe.

Subjektive Daten:

Objektive Daten:

4 Lesen Sie das Fallbeispiel und ordnen Sie die von Ihnen herausgefundenen Informationen in die Tabelle ein.

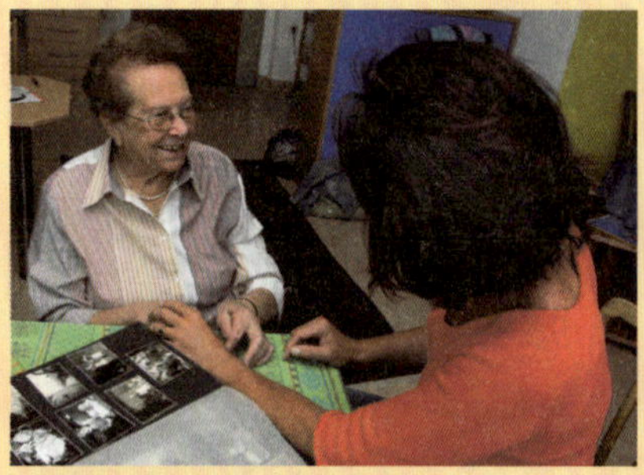

Frau Poerschke, 86 Jahre, kann sich nach einem komplizierten Oberschenkelhalsbruch nicht mehr allein im häuslichen Bereich versorgen. Das bedauert sie sehr, da sie bisher noch allein ihren Haushalt, ihren Garten und ihre Hühner versorgen konnte. Sie ist sehr traurig, da sie weiß, dass der Einzug in das Seniorenheim „Abendrot" eine endgültige Entscheidung ist. Zu ihrer Tochter Hannelore hat sie nach eigenen Angaben einen sehr guten Kontakt. Diese besuchte sie bisher zweimal in der Woche. Dann sprachen sie viel über die alte Heimat von Frau Poerschke. Gern sah sie sich mit ihrer Tochter die wenigen, bereits vergilbten Fotos an.
Aus dem Überweisungsschreiben des Krankenhauses kann die Pflegefachkraft Frau Beyer, die das Aufnahmegespräch führt, des Weiteren entnehmen, dass Frau Poerschke erhöhte Blutdruckwerte von 150/90 mmHg hat und an einem Diabetes mellitus Typ II erkrankt ist. Dabei hat Frau Poerschke nach eigenem Bekunden so gern Kuchen und Süßspeisen gegessen. Diese Leckereien gönnt sie sich heute nur noch zu besonderen Anlässen.

Subjektive Daten	
Objektive Daten	

5 Tragen Sie die aktuellen Probleme im nachfolgenden Fallbeispiel zusammen. Versuchen Sie, danach potenzielle Probleme abzuleiten.

Herr Meier, 92 Jahre, lebt seit vier Jahren im Seniorenheim „Alpenrose". Er hat zu vielen Bewohnern einen guten Kontakt aufgebaut. Regelmäßig nimmt er an den wöchentlich stattfindenden Skatabenden teil. Dabei kann er seine bestehende Schwerhörigkeit mit einem Hörgerät ausgleichen. Seit einem Jahr nutzt Herr Meier für längere Strecken einen Rollator. Dadurch kann er wieder das Heim verlassen und dreimal in der Woche mit seinem Sohn im angrenzenden Park spazieren gehen. Vor zwei Wochen rutschte Herr Meier jedoch bei der Körperpflege auf dem nassen Boden des Bades aus. Der Arzt stellte eine Verstauchung und Bänderdehnung im linken Sprunggelenk fest. Die starken Schmerzen lassen Herrn Meier trotz der Schmerzmedikamente kaum zur Ruhe kommen. Schlaflosigkeit plagt ihn. Er ist oft launisch und ungehalten. Alle Versuche, Herrn Meier zum Aufstehen zu bewegen, scheitern. Er verschließt sich dem Pflegepersonal zunehmend, versteckt das Hörgerät und liegt vollkommen passiv im Bett.

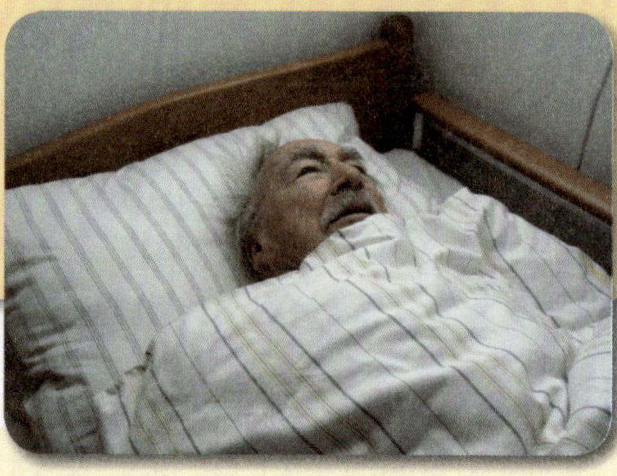

Aktuelle Probleme:

Potenzielle Probleme:

6 Welche Ressourcen könnte man bei Herrn Meier versuchen zu nutzen?

7 Nach der Festlegung von Pflegezielen können konkrete Pflegemaßnahmen zugeordnet werden. Finden Sie die passenden Kombinationen aus Zielen und Maßnahmen heraus und verbinden Sie diese. Geben Sie anschließend die jeweils zugehörige ABEDL® an.

ABEDL®	Pflegeziel		Pflegemaßnahme
	Frau Meier fühlt sich verstanden		In Gesprächen auch auf nonverbale Äußerungen achten
	Frau Meier hat regelmäßigen Stuhlgang		Verwendung eines Rollators während der Mobilisation
	Frau Meier fühlt sich sauber und wohl		Hilfestellung während der Körperpflege geben
	Frau Meier fühlt sich sicher bei der Mobilisation		Auf regelmäßige Flüssigkeitsaufnahme achten

8 Herkömmliche Dokumentationssysteme enthalten fünf Formulare, auf denen alle für die Pflege notwendigen Eintragungen erfasst werden können. Geben Sie diese an.

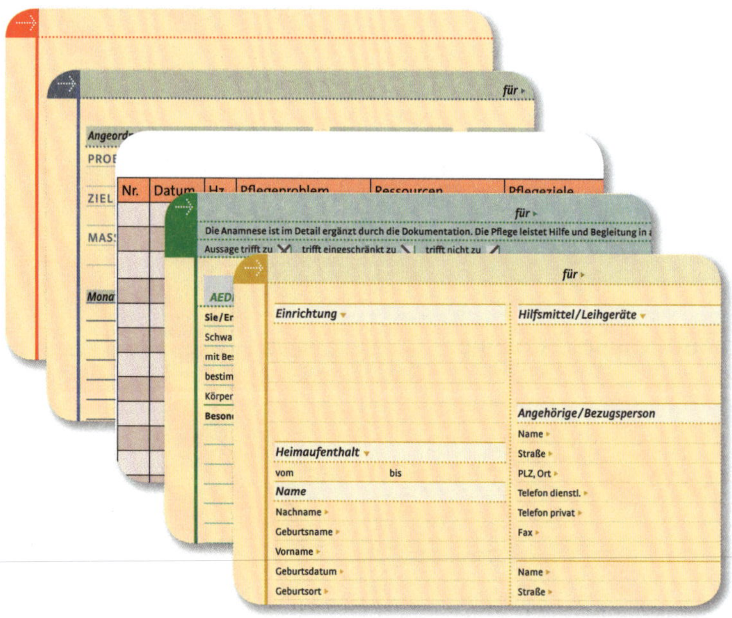

9 Beim Strukturmodell wird eine deutliche Reduktion der Dokumentation angestrebt. Welche Formulare werden hier genutzt?

Wahrnehmen und Beobachten

1 Wahrnehmung ist die Aufnahme von Reizen aus der Umgebung mithilfe der Sinnesorgane und deren Verarbeitung. Betrachten Sie die Abbildungen aus dem Augenwinkel einer Pflegekraft. Welche Reize lösen die Wahrnehmung der Pflegekraft aus? Welche Sinnesorgane werden jeweils genutzt?

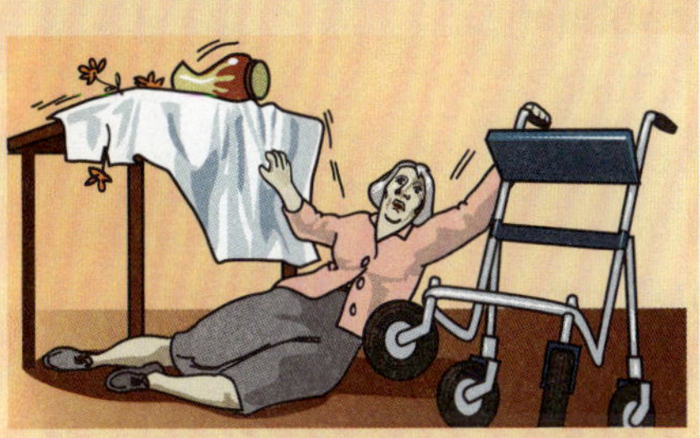

Was nimmt die Pflegekraft wahr?

Sinnesorgan:

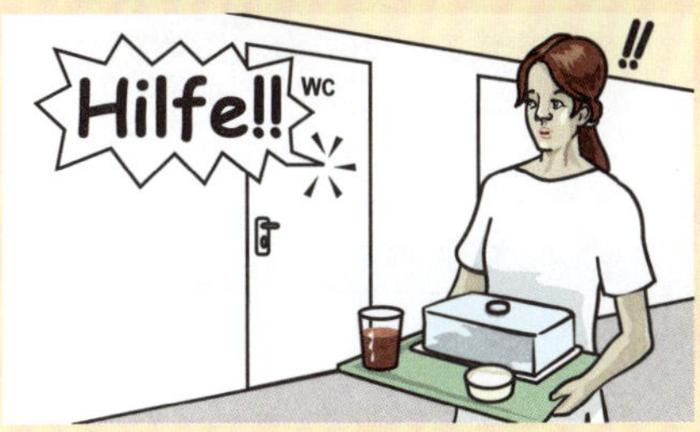

Was nimmt die Pflegekraft wahr?

Sinnesorgan:

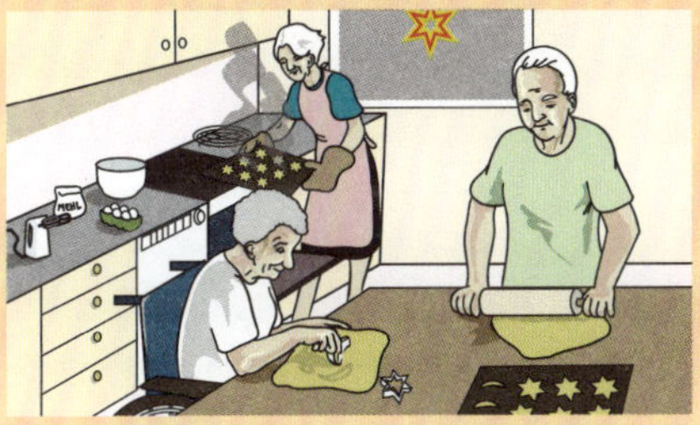

Was nimmt die Pflegekraft wahr?

Sinnesorgan:

2 Mitunter kann uns unsere Wahrnehmung auch Streiche spielen, wie man an optischen Täuschungen erkennen kann. Was sehen Sie?

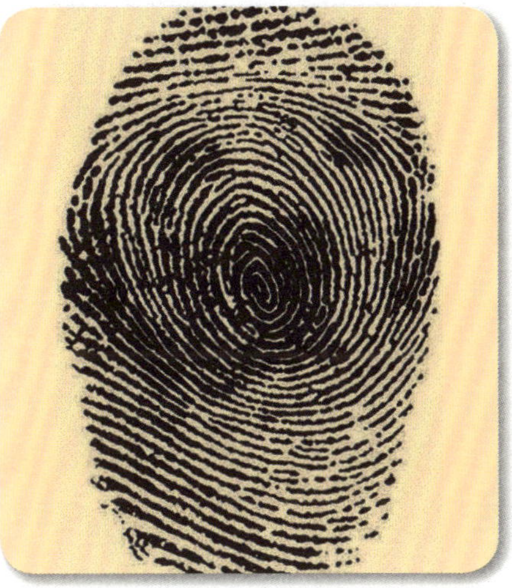

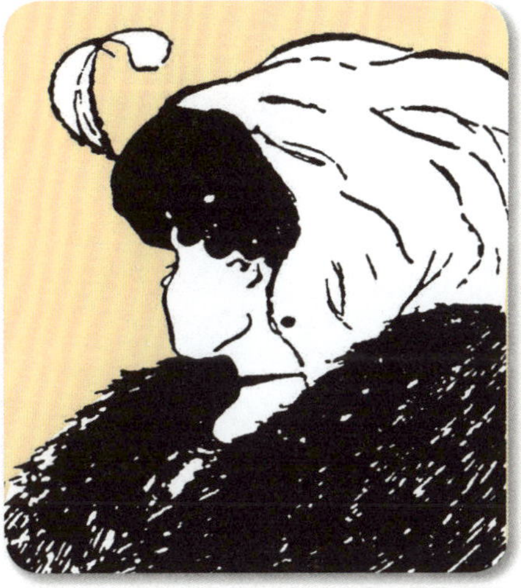

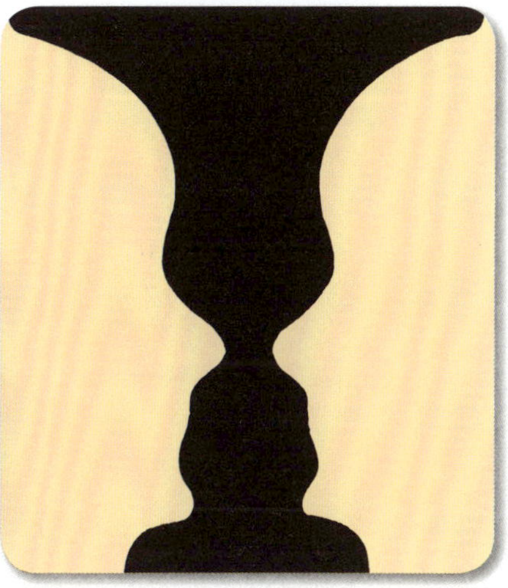

3 Beobachtung ist eine zielgerichtete, geplante Wahrnehmung und die anschließende Bewertung der Ergebnisse. Lesen Sie das Fallbeispiel. Arbeiten Sie die Beobachtungsergebnisse heraus und ordnen Sie diese den vorgegebenen Beobachtungskriterien zu.

Frau Krämer, 76 Jahre, hat eine fortgeschrittene Osteoporose, die u.a. durch den ausgeprägten Rundrücken erkennbar ist. Durch die Veränderungen der Wirbelkörper hat Frau Krämer trotz medikamentöser Therapie häufig starke Rückenschmerzen.

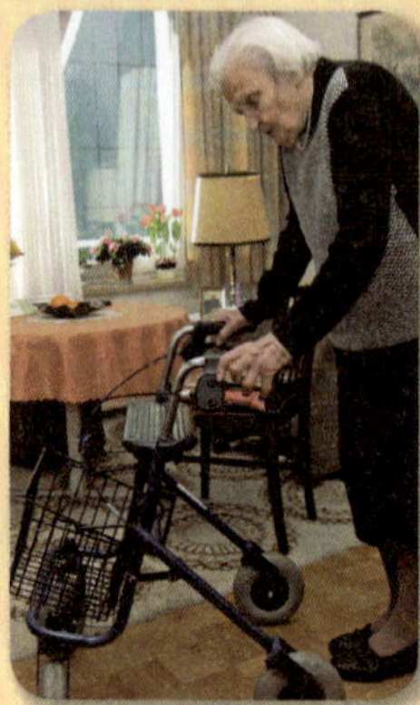

Heute ist wieder so ein Tag. Frau Krämer sitzt abseits der anderen Bewohner und meidet jeden Kontakt. Sie hat eine nach vorn gebeugte Schonhaltung eingenommen. Die Augen sind geschlossen und das Gesicht ist schmerzlich verkrampft. Nach wiederholter Ansprache der Bewohnerin ist ein Wimmern, ein leiser Hinweis auf die Rückenschmerzen und die Bitte, sie auf ihr Zimmer zu begleiten, zu vernehmen. Mit kleinen, trippelnden Schritten geht sie, unterstützt durch die Pflegekraft, in ihr Zimmer. Dort lässt sie sich beim Ablegen ihrer Kette und ihres Armbands helfen. Schmuck und gepflegte Kleidung sind Frau Krämer, einer ehemaligen Sekretärin, noch immer sehr wichtig. Dann legt sie sich in ihren Liegesessel und versucht, eine schmerzarme Position zu finden.

Sprache und Stimme:

Äußeres Erscheinungsbild:

Kommunikations- und Kontaktfähigkeit:

Haltung:

Gangbild:

Mimik:

4 Betrachten Sie die Personen. Notieren Sie Ihre Beobachtungen hinsichtlich des Gesichtsausdrucks.

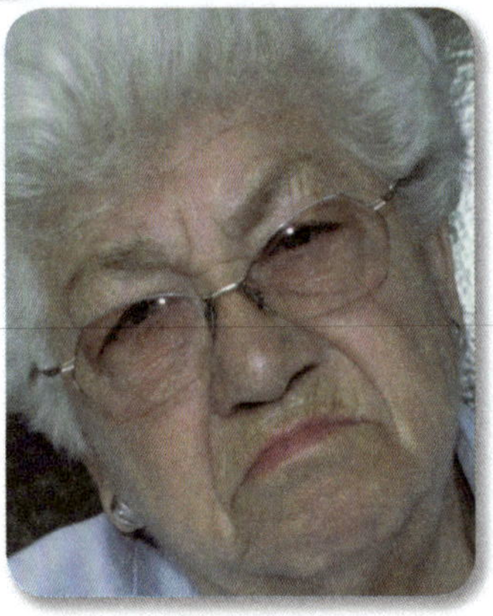

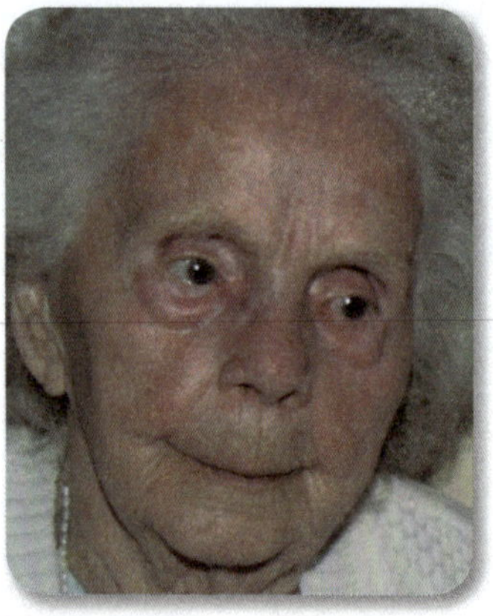

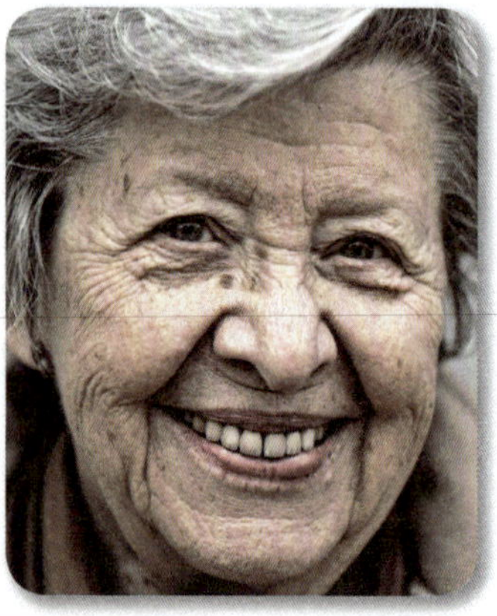

Gesprächsführung

1 Mit dem Sender-Empfänger-Modell lässt sich die zwischenmenschliche Kommunikation gut darstellen. Nutzen Sie das Grundmodell für die Anwendung im Fallbeispiel. Die Vorgaben dazu finden Sie im Kasten.

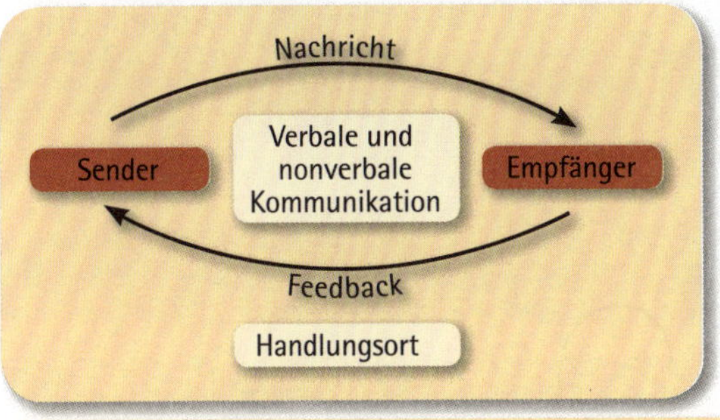

Bewohner Herr Braune; „Ich möchte Ihren Verbandswechsel durchführen.“; freundliche Mimik; Bewohnerzimmer; Altenpflegerin Frau Berke; gesprochene Sprache; „Das freut mich. Ich habe Sie schon erwartet.“

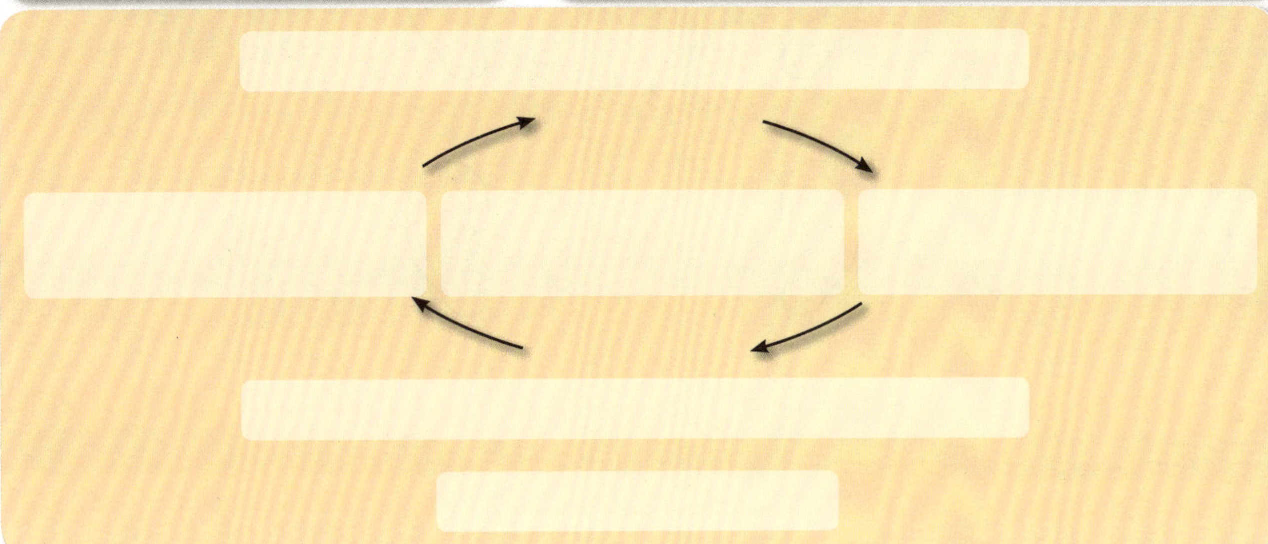

2 Jede Nachricht enthält gleichzeitig vier Botschaften. Bearbeiten Sie mithilfe des vorgegebenen Grundschemas das Fallbeispiel, indem Sie die vier Botschaften des Senders zusammentragen.

Die Bewohnerin Frau Tornow hat heute um 9.00 Uhr einen Termin beim Augenarzt. Die Altenpflegerin Frau Grocholl will die Bewohnerin aus ihrem Zimmer abholen und sie zum bereits wartenden Taxi begleiten. Frau Tornow ist aber noch nicht fertig. Sie kämmt gerade ihre Haare und will noch ihren Schmuck anlegen. Frau Grocholl weist sie darauf hin, dass das Taxi bereits wartet und der Arzttermin in 20 Minuten ist.

Die vier Botschaften des Senders (Altenpflegerin Frau Grocholl)

Der Sachinhalt

Die Beziehung

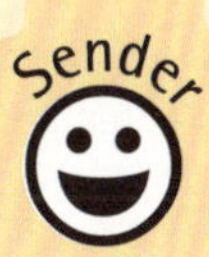

Die Selbstoffenbarung

Der Appell

3 Der Empfänger interpretiert die Nachricht mit „vier verschiedenen Ohren“. Nutzen Sie nochmals das Fallbeispiel aus der Aufgabe 2 und geben Sie die vier Seiten des Empfangs an.

Die vier Seiten des Empfangs (Bewohnerin Frau Tornow)

Sach-Ohr:

Appell-Ohr:

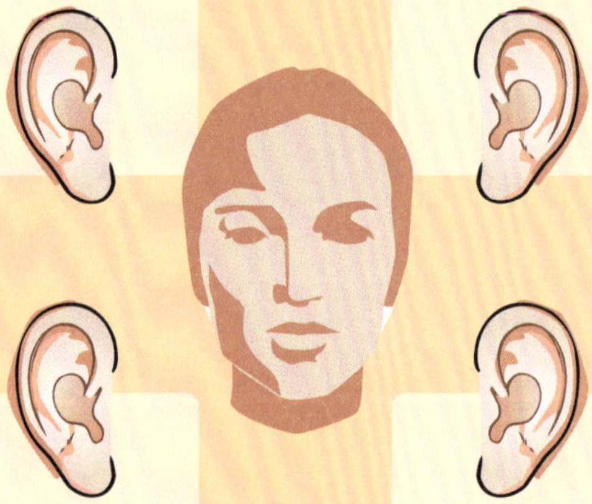

Selbstoffenbarungs-Ohr:

Beziehungs-Ohr:

4 Es gibt viele unterschiedliche Fragetechniken. Durch einen geschickten Einsatz kann man ein Gespräch in eine gezielte Richtung führen. Lesen Sie die folgenden Sätze und entscheiden Sie, welche Art der Fragetechnik Anwendung findet.

„Möchten Sie, dass ich das Licht anlasse?“	☐ offene Frage ☐ Alternativfrage	☐ geschlossene Frage ☐ Gegenfrage
„Wo finde ich Ihre Zeitschrift?“	☐ offene Frage ☐ Gegenfrage	☐ geschlossene Frage ☐ Suggestivfrage
„Möchten Sie die rote oder die braune Bluse anziehen?“	☐ geschlossene Frage ☐ Alternativfrage	☐ Gegenfrage ☐ Suggestivfrage
„Warum klingeln Sie nicht, wenn Ihnen das Buch auf den Boden gefallen ist?“	☐ Suggestivfrage ☐ Alternativfrage	☐ offene Frage ☐ geschlossene Frage
Die Erwiderung „Ist es wirklich so dringend?“ auf „Ich muss auf Toilette.“	☐ Gegenfrage ☐ Suggestivfrage	☐ offene Frage ☐ Alternativfrage
„Hatten Sie gestern Besuch von Ihrem Sohn?“	☐ Alternativfrage ☐ geschlossene Frage	☐ Gegenfrage ☐ offene Frage
„Finden Sie nicht auch, dass das Essen heute sehr gut schmeckt?“	☐ geschlossene Frage ☐ Alternativfrage	☐ offene Frage ☐ Suggestivfrage

5 Lösen Sie das Kreuzworträtsel zum Thema „Gesprächsführung". (ö = oe)

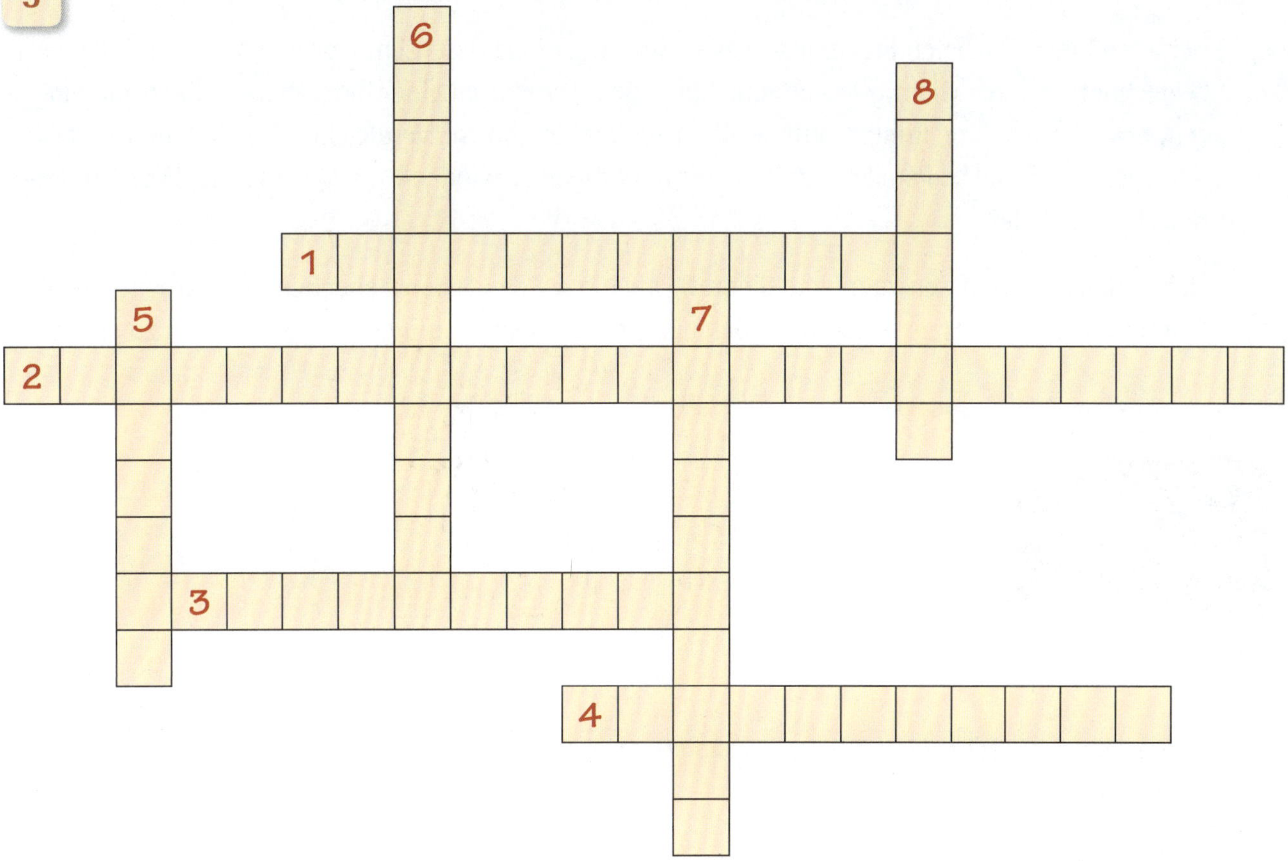

Waagerecht:	Senkrecht:
1 – Ein wichtiges Ziel in der Kommunikation ist das Knüpfen und Erhalten von	5 – Fragen, die mit „Wer", „Was", „Wo", „Warum" beginnen, bezeichnet man als .... Fragen
2 – Häufig auftretende Probleme in der Kommunikation mit demenzkranken Personen sind	6 – Kann sich der Gesprächspartner zwischen zwei Möglichkeiten entscheiden, handelt es sich um sogenannte ....fragen.
3 – Die Kommunikation erfolgt verbal und	7 – „Das kleine Gespräch" wird auch als .... bezeichnet.
4 – Eine der vier Seiten einer Nachricht ist der	8 – Grundlagen in der zwischenmenschlichen Kommunikation werden im sogenannten ....-Empfänger-Modell dargestellt

6 Entscheiden Sie, welche Verhaltensweisen sich förderlich bzw. nicht förderlich auf eine Kommunikation auswirken. Streichen Sie die falsche Variante durch. Begründen Sie Ihre Wahl im Unterrichtsgespräch.

Den Bewohner ausreden lassen.	förderlich / nicht förderlich
Auf Fragen ausweichend reagieren.	förderlich / nicht förderlich
Lange und ausschweifend den eigenen Standpunkt erörtern.	förderlich / nicht förderlich
Den Blickkontakt halten.	förderlich / nicht förderlich
Bei der Unterhaltung mit dem Bewohner unruhig auf dem Stuhl hin und her rutschen.	förderlich / nicht förderlich
In einfachen und kurzen Sätzen mit dem Bewohner sprechen.	förderlich / nicht förderlich
Das Gespräch durch gezielte Fragen fördern.	förderlich / nicht förderlich
Während des Gesprächs vor dem sitzenden Bewohner stehen, damit er mich besser wahrnehmen kann.	förderlich / nicht förderlich

Biografiearbeit

1 Befragen Sie im nächsten Praxiseinsatz zwei Bewohner (aus Datenschutzgründen nur mit X bzw. Y bezeichnet) zu ihren wichtigsten Erlebnissen in den vier Phasen einer Biografie (Kindheit, Jugendzeit, Erwachsenenalter, Ruhestand). Notieren Sie Ihre Ergebnisse. Vergleichen Sie diese im Unterrichtsgespräch. Gibt es Parallelen zu Ihren Erinnerungen an Kindheit und Jugendzeit? Worin bestehen Unterschiede?

2 Neben den Lebensphasen kann eine Biografie auch nach den Lebensbereichen aufgearbeitet werden. Erarbeiten Sie einen Fragenkatalog zu den einzelnen Bereichen, um gezielte Antworten zu erhalten.

Wohnen

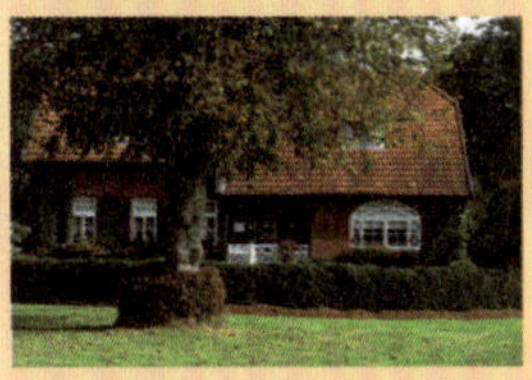

Arbeit

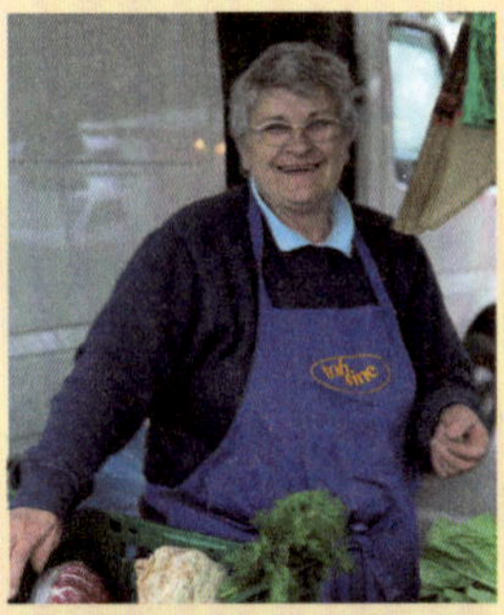

Freizeit

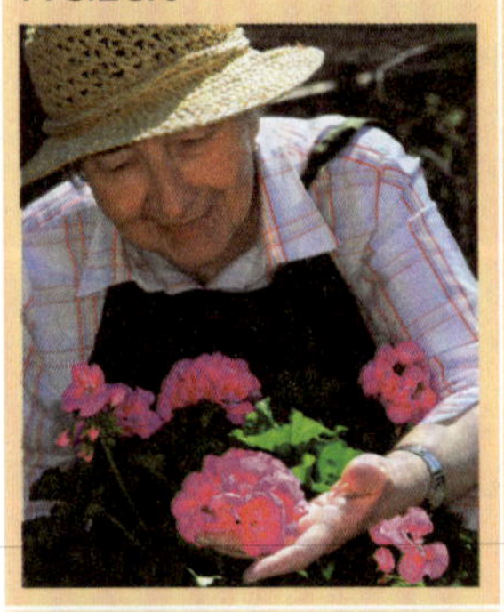

Bildung

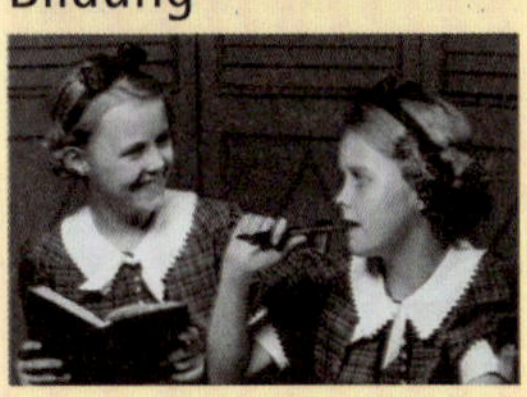

3 Die Nutzung verschiedener Materialien (Fotos, alte Kochrezepte, Haushaltsgegenstände, Werkzeuge, Landkarten u.a.) erweist sich in der Biografiearbeit als sehr hilfreich, um Erinnerungen auszulösen und darüber zu sprechen. Im nachfolgenden Beispiel zeigt die Bewohnerin Frau Kunze mithilfe einer Karte Stationen ihres Lebensweges bezogen auf Wohnorte auf. Markieren Sie in der Karte, wo sich diese Orte befinden.

geboren am 25.11.1922 in Breslau, heute Wroslaw (Polen)

nach dem Krieg (1945) Unterkunft bei Verwandten in Erfurt

1948 Umzug nach Würzburg, Hochzeit und Geburt der Tochter

1955 berufsbedingter Umzug nach Nürnberg und Geburt des Sohnes

1996 Tod des Ehemanns, Umzug nach Bremen in eine Wohnung in der Nähe der Tochter

2010 nach Schlaganfall Einzug in das Seniorenheim „Sonnenhof" in Bremen

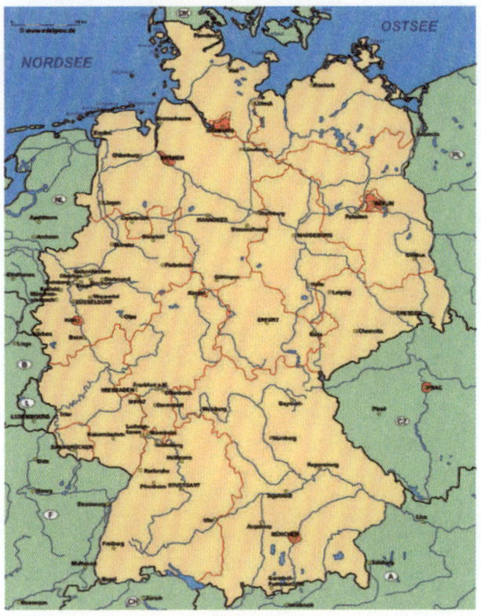

Erarbeiten Sie ein zweites Beispiel, indem Sie einen Bewohner / eine Bewohnerin nach den Stationen im Lebensweg (bezogen auf Wohnorte) befragen. Nutzen Sie beim Gespräch eine größere Karte und tragen Sie anschließend Ihre Ergebnisse im Arbeitsheft ein.

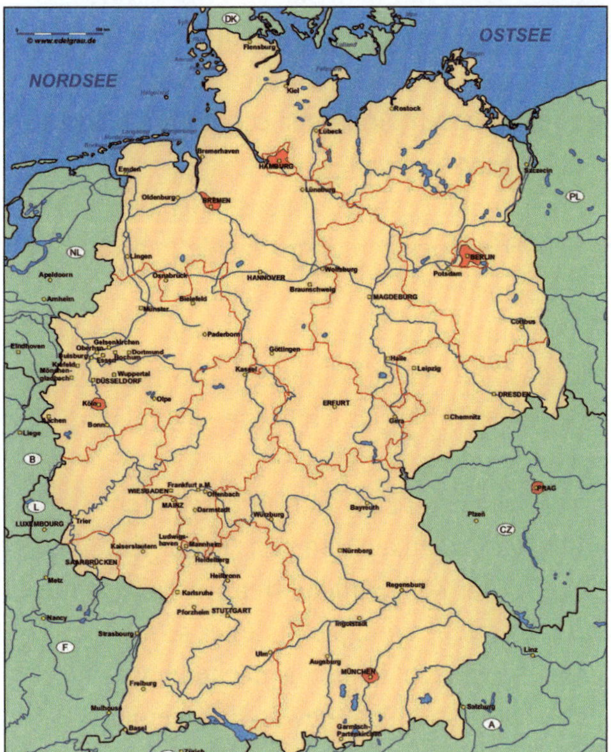

Stationen im Leben des Bewohners / der Bewohnerin X

4 Der Biografiebogen in der Pflegedokumentation enthält eine Vielzahl von biografierelevanten Daten. Einen kleinen Auszug finden Sie in der Übersicht. Füllen Sie die Fragen einmal aus Ihrer Sicht und einmal aus der Sicht einer Bewohnerin/eines Bewohners aus. Vergleichen Sie die Einträge im Unterrichtsgespräch.

	Antworten des Bewohners	Antworten des Schülers
Essen - Lieblingsessen - Abneigungen		
Liebe/Heirat/Geburt - positive Erinnerungen - negative Erinnerungen		
Vorlieben/Abneigungen im täglichen Leben		

5 Lesen Sie das Fallbeispiel der Bewohnerin Frau Tuchel aus einem Seniorenheim in Hannover. Tragen Sie dann die biografierelevanten Daten in den Biografiebogen auf S. 19 ein.

Frau Erna Tuchel wurde am 22.05.1928 in Gütersloh als Jüngste von vier Geschwistern geboren. Ihr Vater arbeitete als Anwalt, die Mutter war Hausfrau. Frau Tuchel hat ihre Kindheit in sehr angenehmer Erinnerung. Ihre drei Schwestern leben leider nicht mehr.
Nach der Ausbildung heiratete sie ihren Mann Karl, der vor 12 Jahren an einem Herzinfarkt verstarb. Noch heute spricht sie gern über die gemeinsamen Jahre mit ihm. Sie hat zwei Kinder, Sohn Rolf, der in München lebt und sie immer zu den Feiertagen besucht, und Tochter Franziska, die auch in Hannover lebt und wöchentlich zweimal bei ihr vorbeischaut. Frau Tuchel hatte einen großen Freundeskreis, der in den letzten Jahren auf zwei alte Schulfreundinnen schrumpfte. Noch heute treffen sie sich einmal im Jahr. Dieses Treffen bedeutet ihr sehr viel.
Als ehemalige Deutsch- und Geschichtslehrerin liest sie noch immer sehr gern und ist auch am aktuellen Zeitgeschehen interessiert. Sie nutzt die Zeit nach dem Frühstück, um ausgiebig die Tageszeitung zu lesen. Dazu braucht sie allerdings ihre Brille, da ihr Sehvermögen eingeschränkt ist.
Durch eine fortgeschrittene Arthrose in den Kniegelenken fällt ihr das Laufen zunehmend schwerer. Deshalb nutzt sie häufig einen Rollator. Sie bedauert das sehr, da sie früher sehr sportlich war und sich in einer Gymnastikgruppe bis zu ihrem 75. Lebensjahr fit hielt. Auch heute noch nimmt sie an den Sportveranstaltungen, die das Heim anbietet, teil.
Durch die Schmerzen in den Kniegelenken hat sie oft Probleme beim Ein- und Durchschlafen. Daher schaut sie meist lange fern, um sich von dem Problem abzulenken und sich „müde" zu sehen. Sie mag dann nicht vor 8.00 Uhr geweckt werden. Bei der Körperpflege freut sie sich, wenn sie von der Altenpflegerin Frau Beier, ihrer Bezugspflegerin, betreut wird. Sie findet es sehr angenehm, gemeinsam mit ihr die tägliche Garderobe zusammenzustellen, denn ansprechend gekleidet zu sein, ist für sie sehr wichtig. Von männlichen Pflegern möchte sie nicht gewaschen werden.

Biografiebogen der Bewohnerin	
Name:	Vorname:
Geburtsdatum:	Geburtsort:
Eltern (Beruf) Vater:	Mutter:
Geschwister:	
Eigene Familie (verheiratet/verwitwet/geschieden und Kinder):	
Beruf:	
Kontaktpersonen/Freundeskreis:	
Hilfmittel:	
Hobbys/Beschäftigungen, Interessen früher: heute:	
Gewohnheiten im Tagesablauf:	
Gewohnheiten bei der Körperpflege und Bekleidung:	

Gesundheitsförderung, Prävention und Rehabilitation

1 Die 1. internationale Konferenz zum Schwerpunktthema „Gesundheitsförderung" fand im November 1986 in Ottawa statt. Das zentrale Motto lautete: „Gesundheit für alle im Jahr 2000 und darüber hinaus". Im Suchworträtsel finden Sie neun Grundvoraussetzungen, um diese Zielstellung erreichen zu können. Tragen Sie die Ergebnisse in das Schema ein. (ä = ae; ö = oe; → ↓ ↘)

B	E	N	G	T	Z	U	K	X	C	V	F	R	R	E	R	T	Z
L	C	H	A	N	C	E	N	G	L	E	I	C	H	H	E	I	T
Z	U	Z	R	T	I	O	P	J	H	G	F	D	S	A	S	H	X
O	C	V	C	D	U	F	F	R	N	M	K	L	U	I	G	R	E
E	R	N	A	E	H	R	U	N	G	A	S	W	E	R	X	R	V
K	H	J	N	M	L	I	R	A	S	W	E	R	T	Z	U	I	N
O	N	D	F	G	G	E	R	E	C	H	T	I	G	K	E	I	T
S	W	X	C	V	Y	D	N	M	S	K	L	Z	U	I	I	D	E
Y	V	R	T	B	H	E	I	O	N	S	M	L	X	W	N	E	R
S	C	D	E	Z	I	N	J	K	L	B	O	N	Z	I	K	L	M
T	Y	X	A	S	H	L	R	C	F	S	E	U	N	J	O	N	G
E	C	Q	E	I	T	E	D	O	N	M	U	Z	R	C	M	V	E
M	T	V	B	C	N	I	L	U	O	P	S	A	E	C	M	C	V
W	R	T	Z	U	I	Z	T	L	N	V	C	S	Y	C	E	F	M
S	W	O	H	N	B	E	D	I	N	G	U	N	G	E	N	N	B

1. ___
2. angemessene ___
3. eine sorgfältige Verwendung vorhandener ___
4. ein stabiles ___
5. ___
6. ausgewogene ___
7. ___
8. ___
9. soziale ___

2 Ergänzen Sie den Lückentext zum Thema „Prävention" mit den Begriffen im Kasten.

Rehabilitation, erhöhtem, Fortschreiten, Sekundärprävention, Komplikationen, Gesunderhaltung, Primärprävention, Rückfälle, gesunden, Verhinderung, Tertiärprävention, Früherkennung

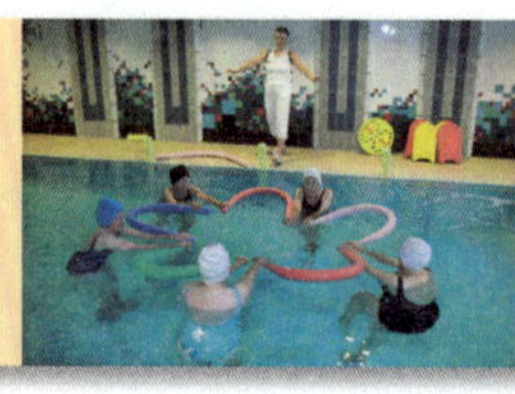

Bei der Prävention werden drei Arten unterschieden: die ___, die Sekundärprävention und die ___. Die Maßnahmen der Primärprävention dienen der ___ und der ___ der Entstehung von Krankheiten. Sie richtet sich an jeden ___ Menschen. Sekundärprävention bezeichnet die Gesamtheit aller Maßnahmen, die der ___ dienen und das ___ von Erkrankungen verhindern. ___ richtet ihre Aufmerksamkeit auf Personengruppen mit ___ Risiko für bestimmte Erkrankungen, z.B. Herz-Kreislauf-Erkrankungen. Die Tertiärprävention umfasst alle Maßnahmen, die bei einer manifesten Erkrankung den Verlauf günstig beeinflussen und ___, Begleiterkrankungen und ___ verhindern sollen. Ein Bereich der Tertiärprävention ist die ___.

3 Ordnen Sie die aufgeführten Maßnahmen den Arten der Prävention zu. Unterstützend können Sie dazu den Text der Aufgabe 2 auf S. 20 nutzen.

Primärprävention	
Sekundärprävention	
Tertiärprävention	

- Schlaganfall-risiko-Test
- Grippeschutzimpfung
- Darmspiegelung
- Raucherentwöh-nungskurse
- Knochendichte-messung
- Mitglied in einer Selbsthilfegruppe
- Tragen von Hüft-protektoren nach einer Schenkelhalsfraktur
- Reinfarktprophylaxe (=Aktivprogramm nach einem Herzinfarkt)
- Brustkrebsfrüh-erkennungsunter-suchung

4 Geben Sie in der folgenden Tabelle an, um welche Art der Rehabilitation es sich bei jeder Aussage handelt.

	Art der Rehabilitation
Durch Umschulungsmaßnahmen soll Herr Meier wieder in die Lage versetzt werden, einer Erwerbstätigkeit nachgehen zu können.	
Frau Berner benötigt ein halbes Jahr nach ihrem schweren Unfall immer noch Schmerzmedikamente.	
Herr Schmidt bekam gestern einen positiven Bescheid auf seinen Antrag zur Gewährung eines Zuschusses zum behindertengerechten Umbau seiner Wohnung.	
Seit ihrem Schlaganfall bemüht sich Frau Müller jedes Mal, kleine Erfolge bei der Sprachtherapie zu erzielen.	
Frau Schulze hat seit einem schweren Sturz in ihrer Wohnung immer in der Angst gelebt, ihren Haushalt nicht mehr versorgen zu können. Seit einem Monat hat sie nach Antrag eine Haushaltshilfe bekommen.	

5 Eine spezielle Form der Rehabilitation ist die geriatrische Rehabilitation, die speziell für ältere Menschen mit Multimorbidität entwickelt wurde. Ziel ist es, Pflegebedürftigkeit nach einer schweren Erkrankung zu verhindern bzw. aufzuhalten. Auf der linken Seite sind die verschiedenen Berufsgruppen aufgezeigt, die in einem Rehabilitationsteam zusammenarbeiten. Ordnen Sie die rechts aufgelisteten Aufgabengebiete den jeweiligen Berufsgruppen zu, indem Sie Verbindungslinien ziehen.

Berufsgruppe	Aufgabengebiete
Pflegekräfte	Medizinische Diagnostik, Festlegung der Diagnose, Erstellung eines individuellen Behandlungsplans
Arzt	Hirnleistungstraining, Gesprächsführung, Aufmerksamkeitstraining
Physiotherapeut	Anleitung, Begleitung, Motivation und Unterstützung bei allen ABEDLs, Förderung der Selbstpflege durch aktivierende Pflege
(Neuro-)Psychologe	Training Alltagskompetenzen, z.B. Anziehtraining, Mobilisationstraining; Förderung von Wahrnehmung und Konzentration
Ergotherapeut	Erfassung und Therapie bei Mangelernährung, Kostanpassung bei Schluckstörungen
Med. Bademeister	Training bei Sprach- und Schluckstörungen zur Verbesserung der Kommunikationsmöglichkeiten
Ernährungsberater	Beratung, Stellen von Anträgen, Angehörigenberatung, Heimplatzsuche, Wohnraumanpassung
Logopäde	Bäder und Massagen gegen Schmerzen und Verspannungen
Sozialarbeiter	Übungen zur Förderung von Beweglichkeit, Geschicklichkeit, Koordination und Muskelkraft

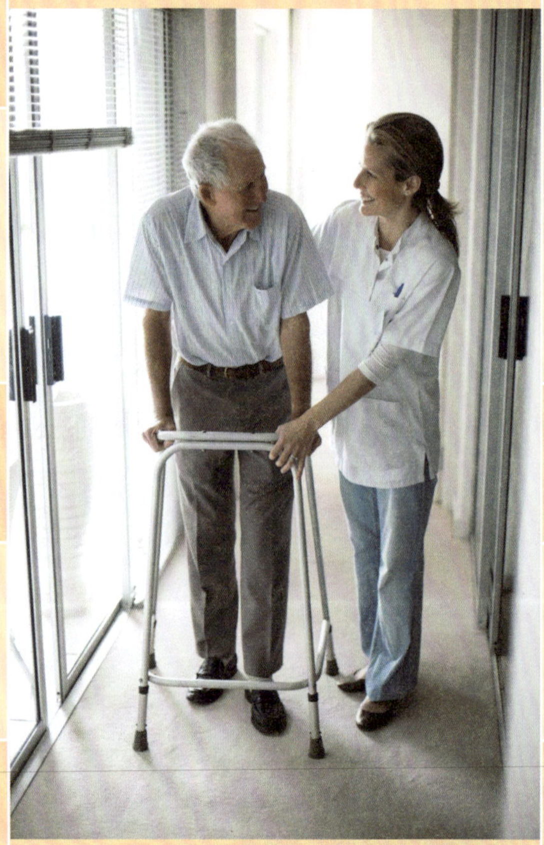

6 Kreuzen Sie bei den nachfolgenden Fragen sorgfältig die Antworten an, die für Sie zutreffen. Zum Vergleich können Sie den Test der Deutschen Herzstiftung mit einer anderen Person (Vater, Mutter, Großeltern ...) durchführen. Können Sie Unterschiede erkennen?

Wissen Sie, ob Sie gefährdet sind, eine Herz- oder Gefäßerkrankung zu entwickeln? Der folgende Test von Prof. Dr. med. Helmut Gohlke hilft Ihnen, Ihr persönliches Risiko einzuschätzen.

Familie

Ist in Ihrer Familie bei Verwandten ersten Grades (Vater, Mutter, Geschwister, Kinder) bereits ein Herzinfarkt oder Schlaganfall aufgetreten?

ja, vor dem 55. Lebensjahr ☐ 10
ja, nach dem 55. Lebensjahr ☐ 4
nein ☐ 0

Rauchen Sie?

ja, weniger als 20 Zigaretten pro Tag ☐ 8
ja, mehr als 20 Zigaretten pro Tag ☐ 10
ja, mehr als 20 Zigaretten pro Tag und Einnahme von Anti-Baby-Pille ☐ 10
nein ☐ 0

Das sollten Raucher wissen:

Das durch Rauchen erhöhte Risiko kann durch keinen ansonsten noch so günstigen Lebensstil ausgeglichen werden. Lassen Sie sich von Ihrem Arzt beraten, wie Sie das Rauchen aufgeben können.

Achtung: Frauen, die rauchen und zudem die Pille nehmen, erhöhen ihr Risiko für Herz-Kreislauf-Erkrankungen.

Gewicht

Ihren BMI errechnen Sie mit folgender Formel: BMI = Körpergewicht in kg geteilt durch Körperlänge^2 in m. Bitte übertragen Sie den errechneten Wert in das Schema.

	Frauen	Ihr Wert	Männer	Ihr Wert	
Untergewicht	unter 19		unter 20		☐ 0
Normalgewicht	19-24		20-25		☐ 0
Übergewicht	25-30		26-30		☐ 1
Adipositas	über 30		über 30		☐ 2

Gesundheitsbewusste Ernährung

Ernähren Sie sich fettarm? Wenn Fette, dann bevorzugt ungesättigte Fette wie z. B. Oliven oder Rapsöl? Essen Sie täglich frisches Obst, Salat, Gemüse, Hülsenfrüchte, Vollkornprodukte und eher Fisch als Fleisch?

praktisch immer ☐ -4
häufig ☐ -2
eher nicht ☐ 0

Ernährungsgewohnheiten

Bevorzugen Sie eher deftiges Essen wie rotes oder verarbeitetes Fleisch, Fastfood, Sahne, Kuchen, Süßigkeiten?

praktisch immer ☐ 4
häufig ☐ 2
eher nicht ☐ 0

Bewegung und Sport

Bewegen Sie sich regelmäßig mindestens 20 Minuten am Stück?

mindestens ein- bis zweimal pro Woche ☐ -2
mindestens einmal pro Monat ☐ 0
seltener als einmal pro Monat ☐ 2

Cholesterin

Was wissen Sie über Ihre Blutfettwerte?

nicht bekannt		2
stark erhöht:	über 240 mg/dl bzw. 6,2 mmol/l	6
erhöht:	191 – 240 mg/dl bzw. 5,0 – 6,2 mmol/l	3
normal:	unter 190 mg/dl bzw. 5,0 mmol/l	0

Blutdruck

Was wissen Sie über Ihren Blutdruck?

nicht bekannt		2
oberer Wert:	unter 140 mmHg	0
	140 – 160 mmHg	1
	über 160 mmHg	6
unterer Wert:	unter 90 mmHg	0
	90 – 95 mmHg	2
	über 95 mmHg	4

Diabetes

Haben Sie erhöhten Blutzucker?

nicht bekannt	2
nein	0
ja, aber benötige noch keine Medikamente	6
nehme Tabletten für den Blutzucker	8
spritze Insulin	8

Stress

Arbeiten Sie dauernd unter Zeitdruck oder Stress?

nein	0
gelegentlich	0
häufig	2
praktisch dauernd	4

Beschwerden

Haben Sie gelegentlich Schmerzen im Brustbereich evtl. mit Ausstrahlungen in den Hals oder in einen Arm?

nein	0
ja, vor allem bei – oder auch nach – körperlicher Belastung	10
ja, vor allem bei Kälte	10
ja, vor allem bei Stress	6
gelegentlich in Ruhe	4

Druck im Brustkorb

Hatten Sie bereits einmal länger als fünf Minuten anhaltende druckartige Beschwerden im Brustkorb?

ja	10
nein	0

Herzinfarkt

Wurden Sie bereits wegen Herzinfarkt oder Verdacht auf Herzinfarkt behandelt?

ja	10
nein	0

Punktzahl ________

Deutsche Herzstiftung

Lebenswelten und soziale Netzwerke

1 Finden Sie im Suchworträtsel zum Thema „Soziale Netzwerke" 12 Begriffe und ordnen Sie diese anschließend den drei Arten zu. (ö = oe, ü = ue, → ↓ ↘)

A	A	R	D	H	Z	U	I	O	P	F	D	E	R	W	V	D	E	R	T	Z	U	M	N	S	I	A
Y	D	R	T	I	V	G	H	V	F	R	E	S	A	W	Q	E	R	W	Q	X	C	D	E	W	M	Z
C	G	H	K	U	E	L	A	N	H	T	Z	Z	U	I	O	P	R	E	D	W	F	A	Y	S	E	J
W	J	K	R	E	T	N	U	N	F	X	A	S	Y	O	C	S	W	E	R	G	R	T	Z	U	I	Y
C	S	A	Q	W	E	R	S	V	P	F	L	E	G	E	D	I	E	N	S	T	E	B	N	C	S	H
W	Q	E	R	A	R	F	H	T	B	G	D	S	A	F	R	H	J	U	Z	T	U	V	D	E	R	I
E	W	B	L	R	Y	A	A	C	E	V	D	E	T	F	B	H	Z	U	M	K	N	I	L	O	I	S
Y	C	D	E	B	W	V	L	K	L	D	E	U	I	E	H	Z	N	J	U	I	D	L	N	F	R	P
G	T	R	E	E	S	A	T	C	S	W	B	F	R	N	N	R	A	M	U	T	E	Z	U	I	I	R
K	K	J	U	I	Z	T	S	Y	A	V	E	S	T	T	B	N	C	M	J	U	Z	U	D	S	A	T
W	C	D	D	T	E	E	H	R	E	N	A	M	T	L	I	C	H	E	V	F	R	B	U	T	Z	O
F	M	A	E	S	Z	K	I	I	S	C	V	B	G	I	N	T	B	E	W	E	H	K	Z	U	J	L
J	A	B	R	K	W	Q	L	Y	L	F	D	C	X	C	Y	A	A	N	Z	T	R	K	I	P	A	K
H	P	M	N	O	R	T	F	Z	C	F	I	U	A	H	Y	X	R	W	A	S	E	T	Z	U	I	J
K	U	Z	I	L	G	F	E	D	B	U	E	R	G	E	R	I	N	I	T	I	A	T	I	V	E	N
V	Q	W	Y	L	E	T	Z	U	I	U	I	G	J	K	I	Z	T	R	E	D	F	G	C	X	Y	Z
Q	X	S	D	E	I	H	Z	U	I	O	N	F	R	N	U	Z	T	M	J	U	Z	T	R	F	D	S
A	Y	X	C	G	E	E	G	T	R	D	S	A	A	U	J	H	Z	T	R	E	W	Q	A	S	A	M
V	E	R	K	E	H	R	S	S	Y	S	T	E	M	E	P	M	U	I	Z	F	D	S	A	V	D	A
X	S	W	A	N	A	Y	Z	U	I	O	B	F	R	E	W	P	M	H	Z	S	A	W	E	Q	A	G
Y	X	G	F	R	E	T	Z	U	I	O	N	M	F	F	N	R	E	S	W	Q	V	L	E	S	Y	H
C	S	W	D	E	N	G	T	R	F	V	K	L	O	U	M	L	P	N	B	G	S	X	E	W	Y	Z

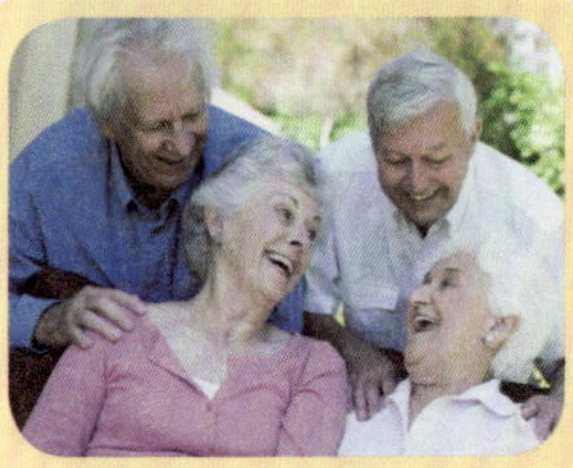

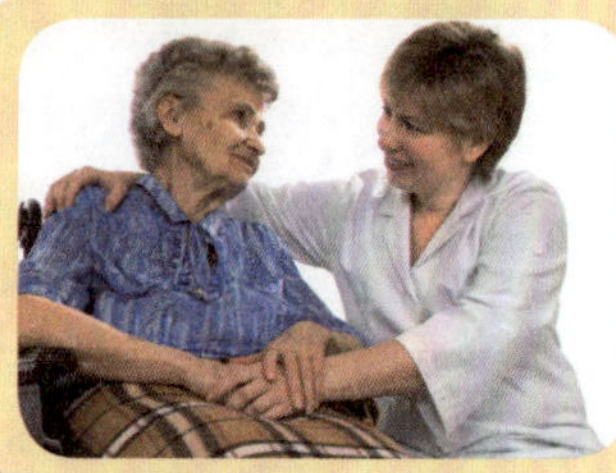

Soziale Netzwerke

Persönliche soziale Netzwerke (Primäres Netzwerk)

Gesellschaftliche Netzwerke (Sekundäres Netzwerk)

soziale

Einrichtungen

Mitarbeiter

Netzwerke mit vermittelnder Funktion (Tertiäres Netzwerk)

2 Die klassische Vater-Mutter-Kind-Familie, die sogenannte Kernfamilie, beginnt sich in Deutschland zu verändern. Eine Vielfalt neuer Lebens- und Familienformen sind entstanden. Ergänzen Sie die Übersicht, indem Sie die Wörter und Wortsilben sinngebend einsetzen.

Wochenend, gemeinschaft, Hausmann, Allein, verdiener, kinderlose, Sing, Patchwork, erziehende, Familie, end

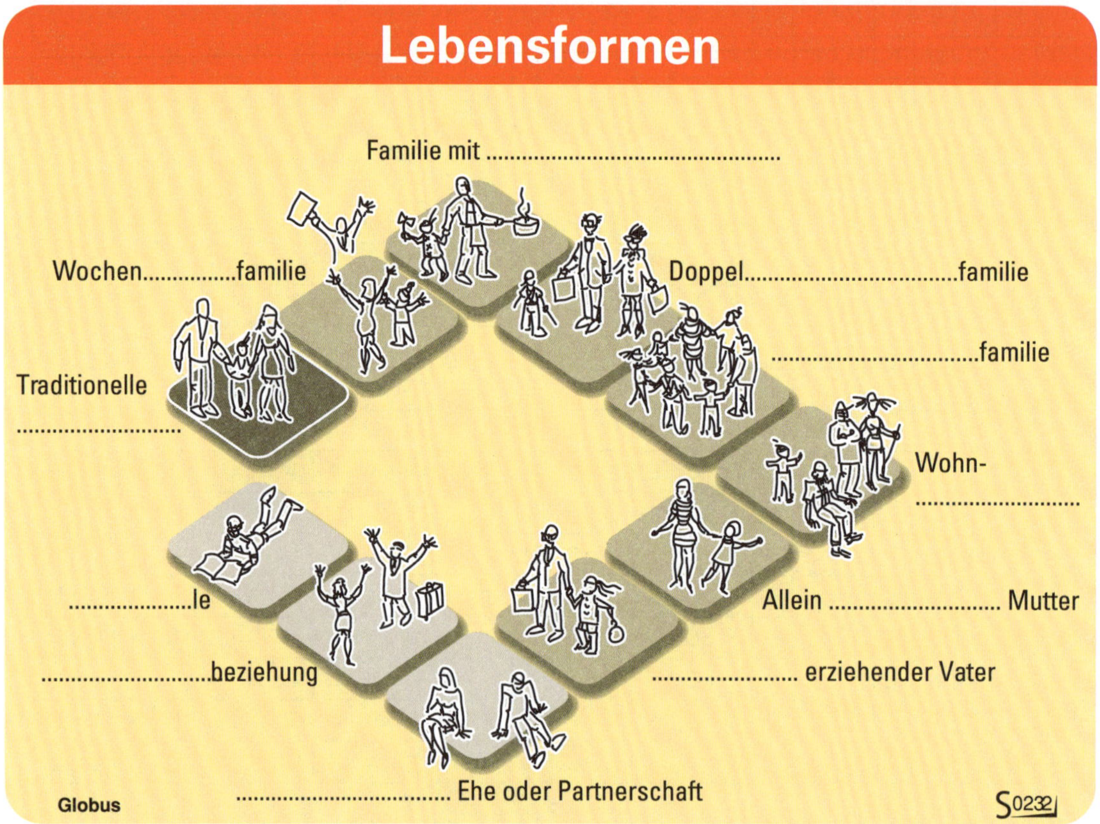

Auswertung des Tests von Seite 23/24

Für jede Frage wird jeweils einmal die höchste erreichte Punktzahl addiert. Bei Antworten, die mit einem Minuszeichen versehen sind, muss die entsprechende Punktzahl abgezogen werden. Die Summe ergibt Ihre persönliche Risikoeinschätzung.

0–4 Punkte:	Herzlichen Glückwunsch! Ihr Risiko für Herz-Kreislauf-Erkrankungen ist unterdurchschnittlich. Weiter so!
5–8 Punkte:	Ihr Risiko ist durchschnittlich. Versuchen Sie beeinflussbare Risikofaktoren auszuschalten.
9–16 Punkte:	Ihr Risiko ist erhöht. Besprechen Sie mit Ihrem Arzt eine Strategie zur Verminderung Ihres Risikos und achten Sie auf Ihren Lebensstil.
17 Punkte und mehr:	Ihr Risiko ist deutlich erhöht. Sprechen Sie bald mit Ihrem Arzt, wie eine Verminderung Ihres erhöhten Risikos für Herzinfarkt erreicht werden kann. Für Sie ist ein gesunder Lebensstil besonders wichtig.

Wenn Sie Ihre Werte für Blutdruck, Blutzucker und Blutfette nicht wissen, sollten Sie diese unbedingt bestimmen lassen. Bei zu hohen Werten können Sie sich durch gegensteuernde Maßnahmen vor dem Herzinfarkt schützen.

TIPP: Wie Sie Ihr Herz schützen können, erfahren Sie im kostenlosen Newsletter der Deutschen Herzstiftung. www. herzstiftung.de/Newsletter

3 Das nachfolgende Fallbeispiel demonstriert ein Problem, unter dem viele pflegende Angehörige leiden. Zeigen Sie Lösungsvorschläge für Familie Berke auf.

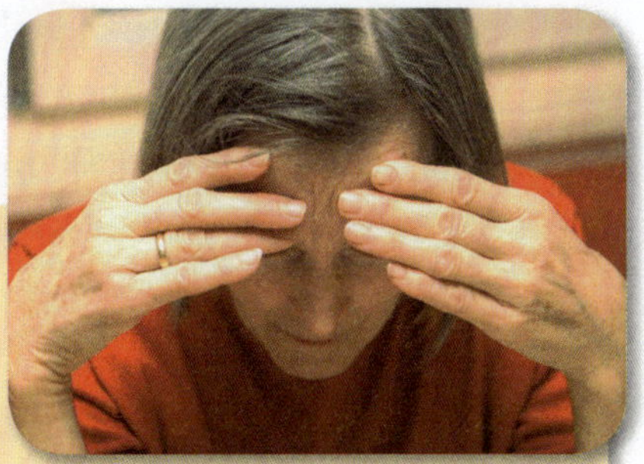

Frau Berke, 54 Jahre, von Beruf Sekretärin in einer Anwaltskanzlei, steht vor einem für sie scheinbar unlösbaren Problem. Sie lebt mit ihrem Mann und ihrem Vater in einem Haus. Bisher konnte sie Beruf und die Betreuung des Vaters, der nach einem schweren Schlaganfall zunehmend bettlägerig wird, gut vereinbaren. Seit einem Jahr kommt zweimal täglich ein Pflegedienst und übernimmt die Grundpflege. Wenn Frau Berke nach der Arbeit nach Hause kommt, betreut sie den Vater.
Seit einer Weile schon fühlt sie sich dieser Doppelbelastung aber nicht mehr gewachsen. Ständig hat sie Angst, dass dem Vater während ihrer Abwesenheit etwas zustoßen könnte. Dazu kommt, dass ihr Mann ihr zunehmend Vorwürfe macht, sie würde sich nur noch ihrer Arbeit und der Pflege des Vaters zuwenden.

4 Glaube spielt im Leben vieler Menschen eine große Rolle. Er kann ihnen im täglichen Leben Halt und Orientierung geben. Weltweit gibt es eine Vielzahl von Religionen und Glaubensgemeinschaften. Im Allgemeinen werden aber nur fünf von ihnen als Weltreligionen bezeichnet. Tragen Sie diese unter Zuhilfenahme der Symbole zusammen.

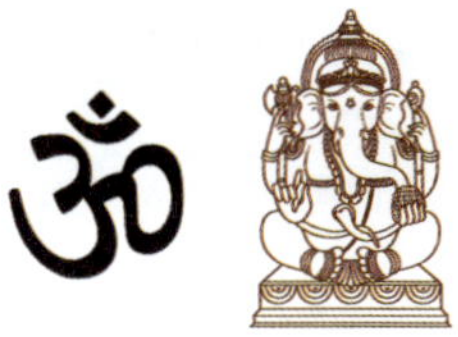

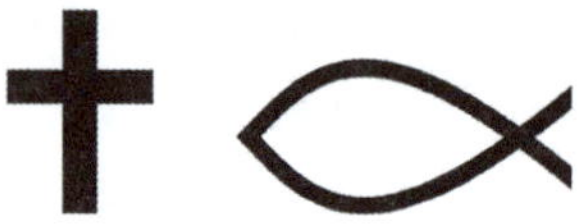

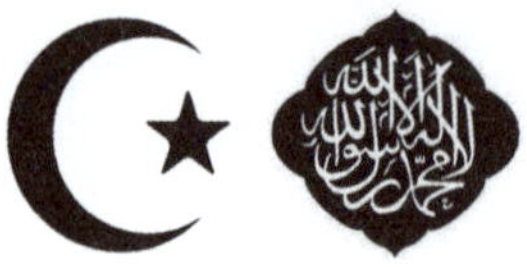

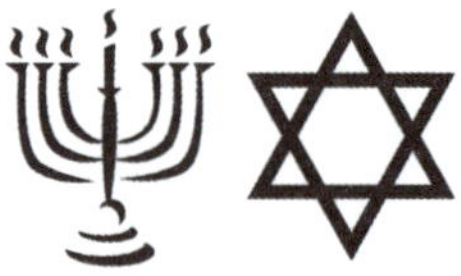

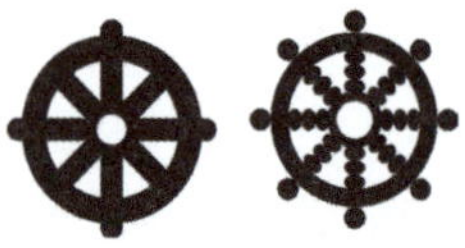

5 In der Tabelle sind eine Reihe der wichtigsten Feste und Feiertage der Weltreligionen aufgeführt. In welcher Religion werden diese Tage gefeiert und welche Bedeutung haben sie? Nutzen Sie dazu Ihr Wissen und ggf. weitere Quellen, z.B. das Internet (interkultureller Kalender).

	Fest / Feiertage	Bedeutung und Religion
1	Holi-Fest	
2	Ostern	
3	Vesakh-Fest	
4	Schawuot-Fest	
5	Pfingsten	

	Fest / Feiertage	Bedeutung und Religion
6	Ramadan	
7	Sart-Thai-Tag	
8	Ramadanfest	
9	Rosch ha-Schana	
10	Divali-Fest	
11	Opferfest (Kurban Bayrami)	
12	Weihnachten	

6 Die Zahl der zu betreuenden ausländischen älteren Menschen steigt. Das erfordert von den Pflegekräften auch ein Grundwissen über die fünf Weltreligionen. Testen Sie Ihr Wissen im nachfolgenden Quiz. Kreuzen Sie jeweils eine Antwort an.

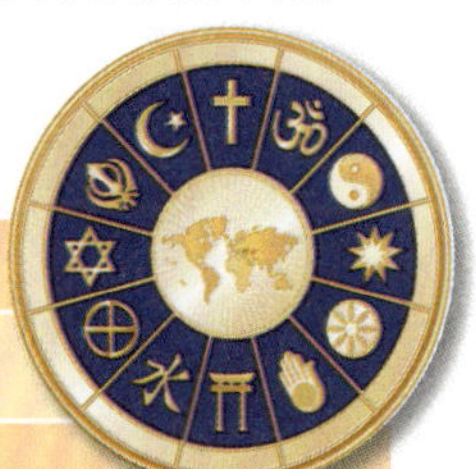

Welches Symbol steht für das Christentum?		
☐ Halbmond	☐ Kreuz	☐ Davidstern
Wie nennt man die Bauwerke, in denen Hindus beten?		
☐ Synagogen	☐ Kirchen	☐ Tempel
An welchem Ort soll Jesus zur Welt gekommen sein?		
☐ in einem Wüstenzelt	☐ in einer Entbindungsklinik	☐ in einem Stall

An welchem Tag in der Woche ist im Judentum ein Tag der Ruhe?		
☐ Samstag	☐ Mittwoch	☐ Sonntag
Was heißt „Christus“ wörtlich übersetzt?		
☐ das Lamm Gottes	☐ der Gesalbte	☐ der Gekreuzigte
Welches Fest wird am Ende des Ramadan gefeiert?		
☐ Zuckerfest	☐ Freitagsfest	☐ Opferfest
Wie nennt man die Abspaltung der evangelischen Kirche von der katholischen Kirche?		
☐ Restriktion	☐ Resorption	☐ Reformation
Wie heißt die älteste Religion, in der die Menschen nur an einen Gott glaubten?		
☐ Judentum	☐ Christentum	☐ Islam
Was bedeutet „koscher“?		
☐ schmackhaft	☐ rein	☐ merkwürdig
Wie viele Speichen hat das Rad des Lebens?		
☐ 6 Speichen	☐ 12 Speichen	☐ 8 Speichen
In welchem Ort steht die Kaaba, das zentrale Heiligtum des Islams?		
☐ Jerusalem	☐ Mekka	☐ Eilat
Welche Aussage ist eines der zehn Gebote?		
☐ Du sollst deinen Vater und deine Mutter ehren	☐ Du sollst stets fleißig sein	☐ Du sollst beständig nach Selbstverwirklichung streben
Welche Pflicht gehört zu den fünf Säulen des Islams?		
☐ nach Vollkommenheit streben	☐ achtmal täglich beten	☐ Almosen, Abgabe an die Armen
Welche drei Götter werden im Hinduismus verehrt?		
☐ Artemis, Apollon, Hermes	☐ Brahma, Vishnu, Shira	☐ Anubis, Re, Isis
Lukas, Matthäus, Johannes sind drei der vier Evangelisten. Wie heißt der Vierte?		
☐ Samuel	☐ Paulus	☐ Markus
Wie werden die Gruppen bezeichnet, in die die Hindus auch heute noch die Gesellschaft einteilt?		
☐ Kaste	☐ Klasse	☐ Clique
Wo finden jüdische Gottesdienste statt?		
☐ Tempel	☐ Synagoge	☐ Moschee
Wie heißt die Heilige Schrift des Islams?		
☐ Pali-Kanon	☐ Tanach	☐ Koran
Welches ist das bedeutendste Fest der Christenheit?		
☐ Weihnachten	☐ Ostern	☐ Pfingsten
Welches Gebet steht auf den Papierstreifen der Gebetsmühlen der Buddhisten?		
☐ Amen	☐ Ave	☐ Om

7 Die Betreuung pflegebedürftiger Migranten setzt Kenntnis und Beachtung fremder Normen und Werte in den ABEDL®s voraus. Ergänzen Sie den Lückentext mit den vorgegebenen Begriffen und finden Sie heraus, ob die Aussage für jüdische oder muslimische Bewohner relevant ist.

Sabbat, Familie, rechten, Kopfbedeckung, fließendem, Flossen, Milch(-produkte), Mekka, Gebetszeit, Schweinefleisch, Gebete, Sabbat, Bartrasur, Ramadans, Käppchen, Rabbiners, stehendes, Schuppen, Männer, Körperwaschung, Entfernung, Sterbende

Zutreffend für	Islam	Judentum
Kein Essen von Sonnenaufgang bis Sonnenuntergang während des ______ (für alte und kranke Menschen nicht zwingend vorgeschrieben).		
Bei Sterbenden sollte der Besuch eines ______ ermöglicht werden.		
Die ______ wird nicht nass, sondern immer trocken vorgenommen.		
Vor jeder ______ sollte die Waschung von Gesicht, Ohren, Händen, Unterarmen und Füßen ermöglicht werden.		
______ (vor allem Intimpflege) bei Frauen darf nur von weiblichen Pflegekräften übernommen werden.		
Gegessen wird immer mit der ______ Hand (wichtig beim Anrichten der Mahlzeiten).		
Der ______ (Sonnabend) ist heilig und jegliche Arbeit ist verboten.		
Bei der Körperpflege wird auf die regelmäßige ______ der Scham- und Achselbehaarung geachtet.		
Es darf kein ______ verarbeitet und in Speisen angeboten werden.		
Fleisch und ______ nicht zusammen auf einen Tisch stellen.		
Der ______ darf in den letzten Stunden seines Lebens nicht allein gelassen werden. In den meisten Fällen übernimmt die ______ die Versorgung während dieser Zeit.		
Es dürfen nur Meerestiere zu Speisen verarbeitet werden, die ______ und ______ haben (kein Aal, keine Muscheln…).		
Bettlägerige dürfen die vorgeschriebenen fünf ______ pro Tag auch sitzend oder liegend durchführen. Dabei den Betroffenen auf die rechte Seite und mit dem Gesicht Richtung ______ lagern.		

Zutreffend für	Islam	Judentum
Frauen müssen _______ (Kopftuch) tragen.		
Körperwaschung erfolgt unter „_______" Wasser (Dusche oder bei Bettlägerigen Begießen, z.B. aus Krügen), kein „_______" Wasser verwenden (Waschbecken).		
Während dieser Zeit (_______) erfolgt keine Körperpflege (außer in begründeten pflegerelevanten Fällen).		
_______ tragen immer Hut oder _______, auch Pflegebedürftige.		

8 Das Ehepaar Heinrich und Gertraud Müller lebt seit einem halben Jahr im Pflegeheim „Birkenhain" in einem Zweibettzimmer. Beide vermissen ihre vertraute Umgebung sehr und leiden unter der spürbaren Betriebsamkeit im Wohnbereich. Der Wunsch nach Austausch von Zärtlichkeiten und Liebkosungen ist bei beiden vorhanden. So schrecken Heinrich und Gertraud Müller eines Nachmittags verschämt auf, als ihnen eine Pflegekraft, die ohne anzuklopfen das Zimmer betritt, mitteilt, dass es gleich Abendessen gibt. Geben Sie Alternativen an, die es dem Ehepaar Müller erlauben, seine Sehnsucht nach Liebe und Sexualität zu leben.

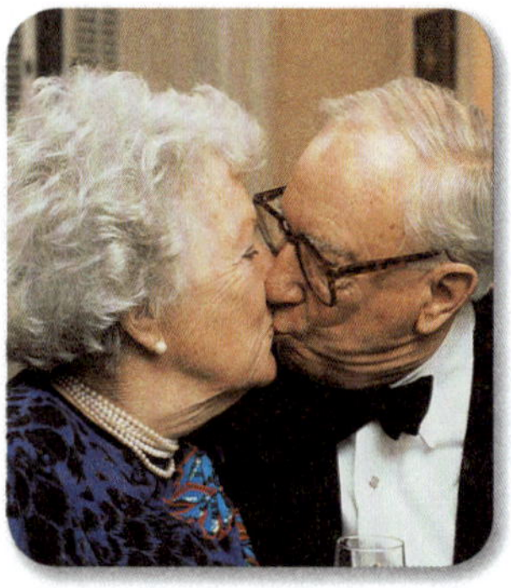

9 Die Pflege von alten Menschen mit geistigen Behinderungen ist ein Thema, das zunehmend an Bedeutung gewinnt. Geben Sie Ursachen für den Anstieg der zu betreuenden älteren Menschen mit geistigen Behinderungen an.

10 Viele Senioreneinrichtungen sind noch nicht in ausreichendem Maße auf die Bedürfnisse von älteren Menschen mit geistigen Behinderungen eingerichtet. Welche Schwerpunkte sollten in den Pflegekonzepten der Einrichtungen Beachtung finden? Ergänzen Sie die Übersicht mit eigenen Vorschlägen.

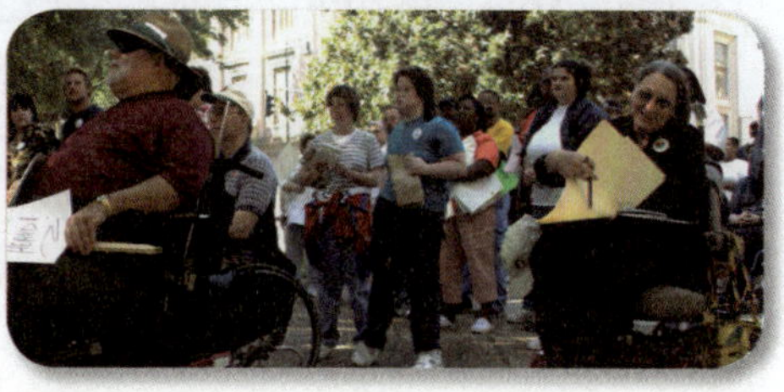

Menschen mit geistigen Behinderungen müssen Möglichkeiten geschaffen werden, den letzten Lebensabschnitt nach ihren Bedürfnissen zu gestalten.
Dazu gehört:

Ausrichtung der Altenpflege auf größtmögliche Selbstständigkeit des Bewohners...

11 Geben Sie Ursachen zur Entwicklung einer geistigen Behinderung an. Nutzen Sie dazu die vorgegebenen Silben, um die Lücken zu schließen.

Stür, krank, Encepha, Schwanger, somen, schaft, Früh, Infekt, fälle, Chromo, Röt, gifte, Drog

1. ______ defekte
2. ______ ionserkrankungen der Mutter, z.B. ______ eln
3. Infektionser ______ ungen des Kindes, z.B. ______ litis
4. ______ geburt
5. ______ en während der ______ schaft
6. Un ______ oder ______ ze während der Schwanger ______
7. Umwelt ______

Unterstützung bei der Ernährung und im Haushalt

1 Sie haben bei Ihren Praxiseinsätzen schon erste Erfahrungen in den Bereichen Ernährung und Haushalt gesammelt. Welche Tätigkeiten sind auf den Abbildungen erkennbar?

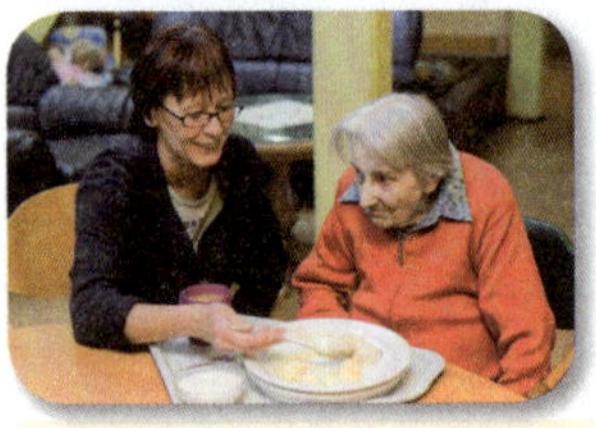

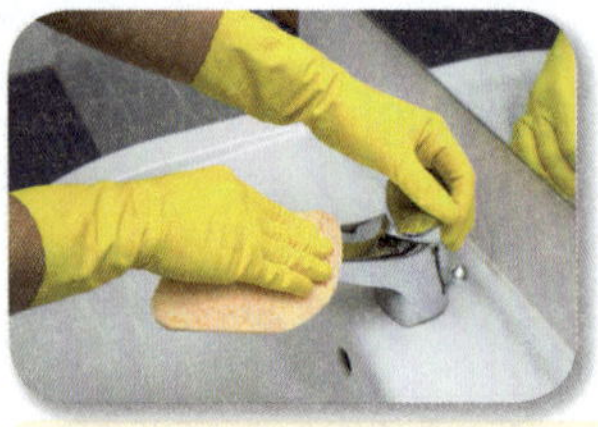

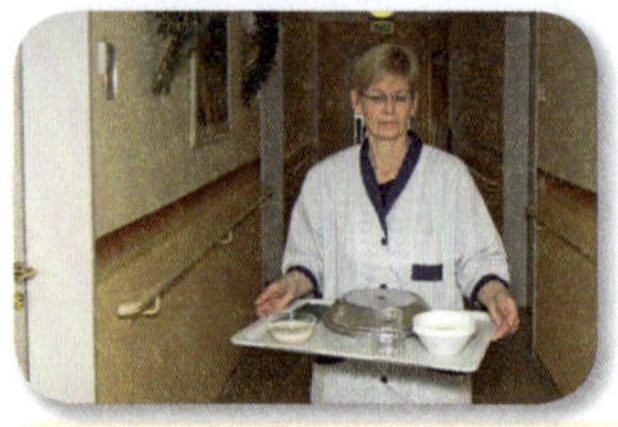

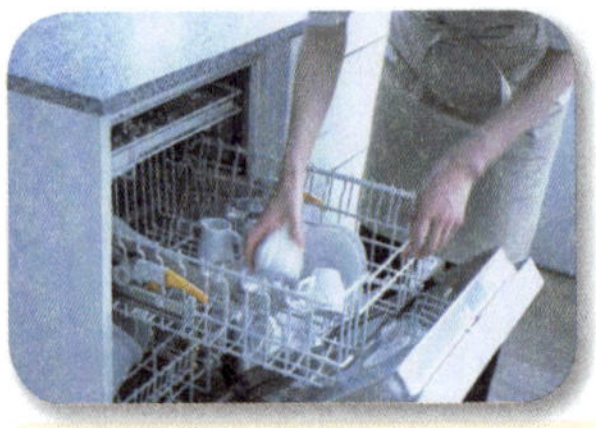

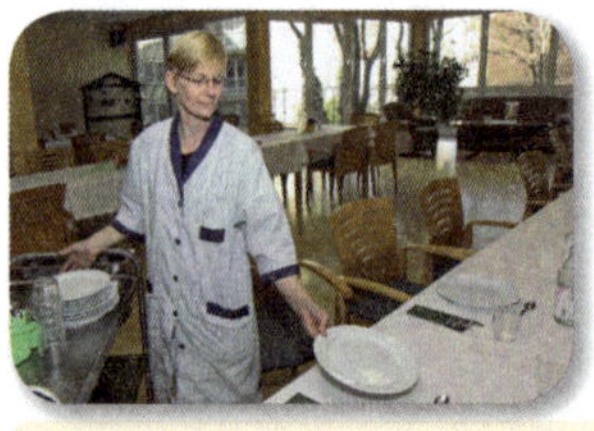

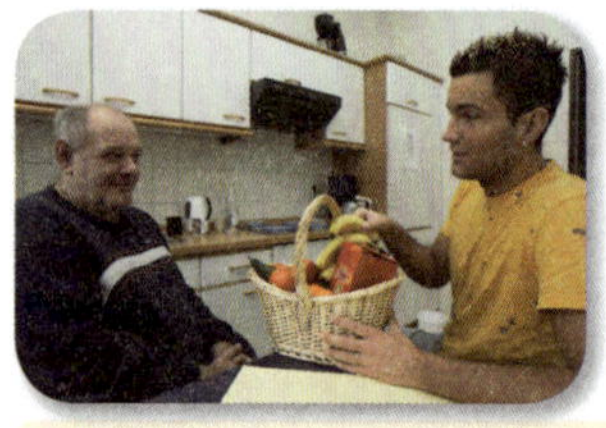

Welche Aufgaben haben Sie darüber hinaus in diesem Zusammenhang bereits übernehmen dürfen?

2 Finden Sie im Suchworträtsel die sechs Nährstoffe von Lebensmitteln heraus. Ordnen Sie diese anschließend in energieliefernde und nicht energieliefernde Nährstoffe. (ß = ss, → ↓ ↘)

M	S	Q	W	E	R	T	H	Z	T	R	H	U
V	I	K	Z	R	H	I	E	M	N	H	Z	S
X	C	N	D	E	Z	X	I	F	C	V	G	E
M	S	D	E	T	V	B	W	A	S	S	E	R
Y	A	Q	W	R	R	T	E	V	B	C	D	E
G	T	V	I	T	A	M	I	N	E	C	E	T
X	E	T	R	B	F	L	S	N	H	Z	I	O
P	L	I	K	U	L	N	S	M	K	G	T	U
M	A	D	E	F	C	V	E	T	T	R	Z	B
C	A	S	W	E	B	D	E	A	O	Q	E	R
E	R	Z	T	T	N	F	D	S	V	F	B	I
N	D	S	E	T	I	R	Z	U	I	N	F	M
K	O	H	L	E	N	H	Y	D	R	A	T	E

Energieliefernde Nährstoffe

Nicht energieliefernde Nährstoffe

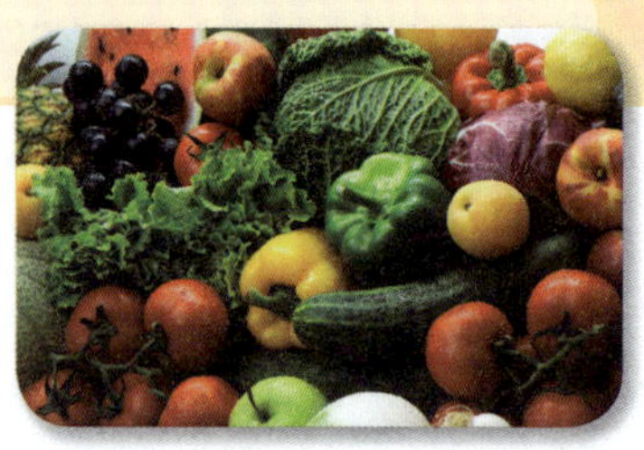

3 Kohlenhydrate sind neben den Fetten die wichtigsten Energielieferanten (Energiegehalt liegt bei 4,1 kcal/g). Sie bestehen aus einzelnen, aus zwei oder aus mehreren Zuckerbausteinen. Ergänzen Sie die Übersicht, indem Sie die abgebildeten Lebensmittel den drei Gruppen richtig zuordnen.

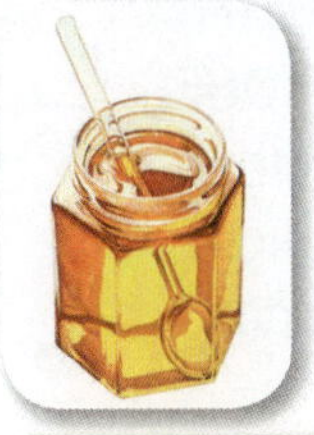
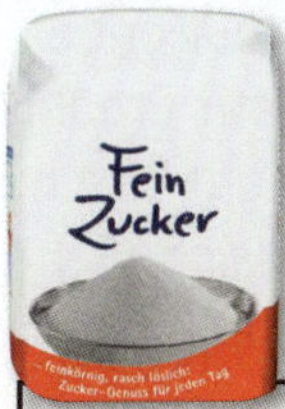

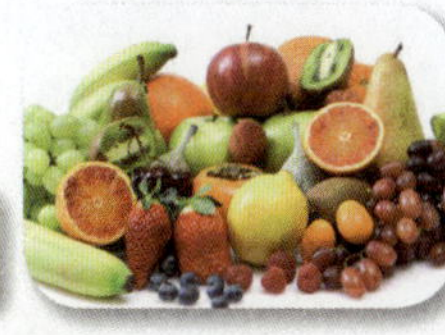
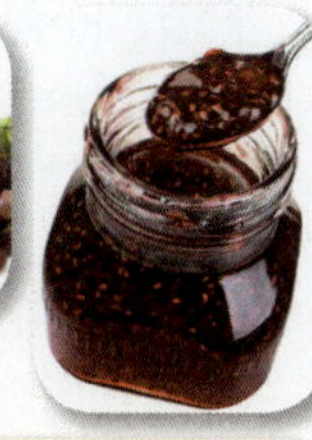

Kohlenhydrate

Einfachzucker	Doppelzucker	Vielfachzucker

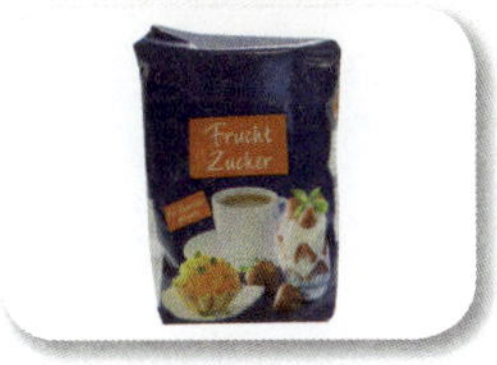

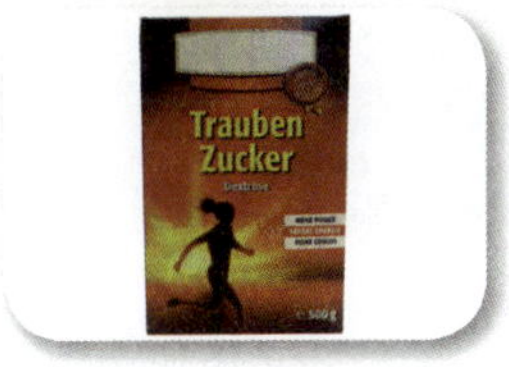

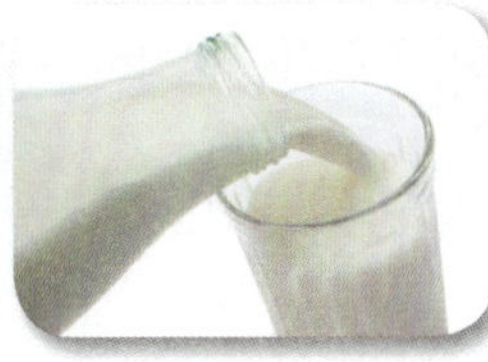
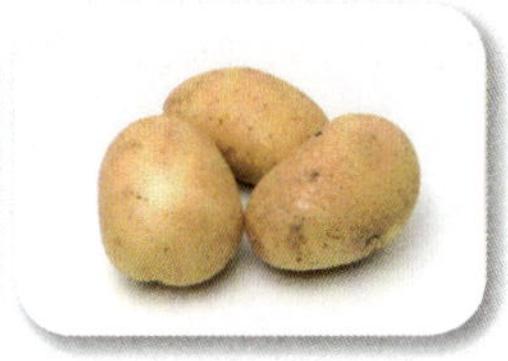
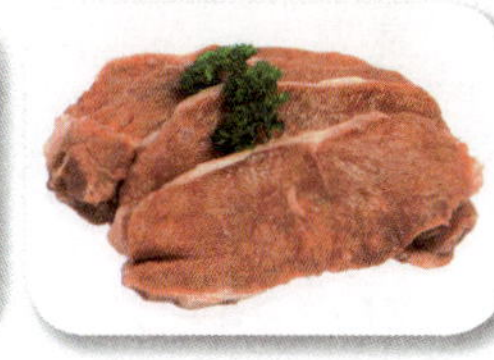

4 Lösen Sie das Kreuzworträtsel zum Thema „Kohlenhydrate". Das Lösungswort ergibt ein gesundes Nahrungsmittel, das viele Ballaststoffe enthält. (ä = ae, ü = ue, ß = ss)

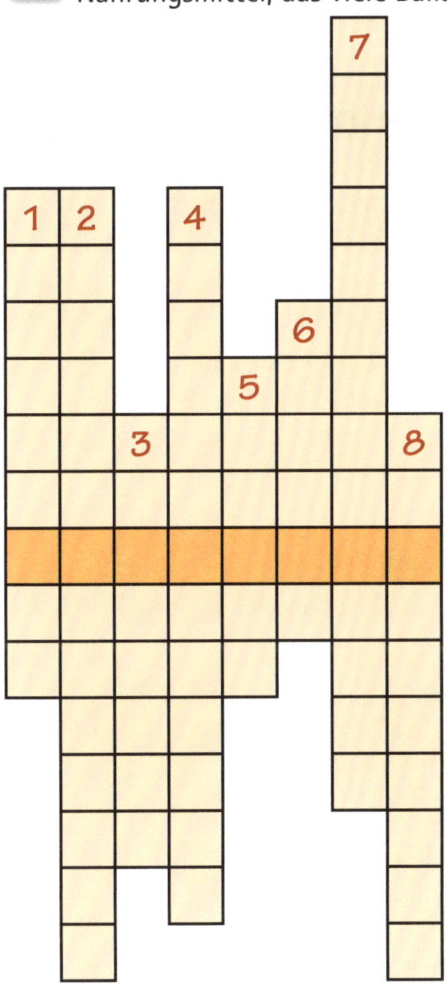

1 Speicherform der Kohlenhydrate

2 schneller Energielieferant; Energiespender für Sportler

3 Beispiel für einen Vielfachzucker

4 aus ihnen wird Haushaltszucker gewonnen

5 Geschmacksrichtung der Zucker

6 leckere Mischung aus Frucht- und Traubenzucker, von Bienen hergestelltes Naturprodukt

7 Sammelbegriff für Zucker, Stärke und Zellulose

8 unverdauliche Bestandteile im Obst

Lösungswort:

5 Der folgende Text zur Bedeutung der Fette in der Ernährung enthält vier inhaltliche Fehler. Unterstreichen Sie die Textpassagen und korrigieren Sie diese im Unterrichtsgespräch.

Fette liefern mit 9,3 kcal/g mehr als das Dreifache an Energie als die gleiche Menge an Kohlenhydraten. Daher sollte man die Empfehlungen der Deutschen Gesellschaft für Ernährung (DGE) beachten und den täglichen Konsum von Fetten auf ca. 1g/kg Normalgewicht beschränken. Das ergibt eine durchschnittliche Menge von 160-180 g pro Tag. Hält man sich nicht an diese Empfehlungen, speichert der Körper das nicht unmittelbar benötigte Nahrungsfett als Depot. Als Folge könnte es zum Übergewicht kommen.
Fette bauen sich im Wesentlichen aus Glycerin und vier Fettsäuremolekülen auf. Einige dieser Fettsäuren sind für die Aufrechterhaltung wichtiger Körperfunktionen unerlässlich (essenziell) und müssen mit der Nahrung aufgenommen werden, da der Körper diese Fettsäuren nicht selber bilden kann. Bei der täglichen Ernährung sind Produkte mit vielen ungesättigten Fettsäuren zu bevorzugen, wie z.B. Distelöl, Seefisch, Schweineschmalz oder Leinöl.

Korrektur:

6 Kreuzen Sie die jeweils richtige Antwort zum Thema „Eiweiße“ an.

Eiweiße (Proteine) werden vom Körper aus einzelnen Aminosäuren aufgebaut.	
❍ richtig	❍ falsch
Um den Körper ausreichend mit Aminosäuren zu versorgen, sollten alte Menschen täglich .... Eiweiß zu sich nehmen.	
❍ 3 Gramm pro kg Körpergewicht	❍ 1 Gramm pro kg Körpergewicht
Der menschliche Körper benötigt Eiweiß u.a	
❍ zum Aufbau und Erhalt von Zellen und Gewebe.	❍ als Lösungsmittel für Stoffwechselvorgänge.
Enzyme sind Eiweißverbindungen, die Stoffwechselvorgänge im Körper steuern.	
❍ richtig	❍ falsch
Bei einem Dekubitus	
❍ wird der Eiweißbedarf nicht beeinflusst.	❍ steigt der Eiweißbedarf stark an.
Kinder und Jugendliche haben einen geringeren Eiweißbedarf als Erwachsene.	
❍ richtig	❍ falsch
Eiweiße pflanzlicher Herkunft sind enthalten in	
❍ Kartoffeln, Sojabohnen, Nudeln.	❍ Müsli, Quark, Bohnen.
Der Mensch kann Eiweiße tierischer Herkunft besser verwerten als Eiweiße pflanzlicher Herkunft.	
❍ richtig	❍ falsch
Veganer lehnen den Konsum von .... ab.	
❍ Fetten pflanzlicher Herkunft	❍ Eiweißen tierischer Herkunft
Eiweißmangel kann sich durch .... äußern.	
❍ Ödeme, Haarausfall oder verschlechterte Wundheilung	❍ Fettsucht, glänzende Haut oder Schweißausbrüche

7 Vitamine und Mineralstoffe sind Wirk- und Reglerstoffe, die für viele unterschiedliche Körperfunktionen benötigt werden. Verbinden Sie die Substanzen mit den jeweiligen Aufgaben.

Vitamine		
Vitamin A		Auf- und Abbauvorgänge des KH-, Eiweiß- und Fettstoffwechsels, Reizleitung im Nervensystem
Vitamin B (B-Gruppe)		Knochenaufbau, Calciumhaushalt
Vitamin C		Sehvorgang, körpereigene Abwehr
Vitamin D		Knochenbildung, Blutgerinnung
Vitamin K		Unterstützung des Immunsystems, Eisenstoffwechsel

Mineralstoffe		
Calcium		Aktivierung von Enzymen, Muskelkontraktion, Erregungsleitung im Nervensystem
Magnesium		Magensäurebildung
Natrium		Aufbau von Knochen und Zähnen, Erregungsleitung im Nervensystem, Blutgerinnung
Jod		Produktion der Schilddrüsenhormone
Chlor		Regulation Wasserhaushalt, Erregungsleitung im Nervensystem

8 Finden Sie im Suchworträtsel acht Begriffe zum Thema „Ballaststoffe" und setzen Sie diese anschließend in den Lückentext auf Seite 38 ein. (ä = ae, → ↓ ↘)

G	E	W	I	C	H	T	S	R	E	G	U	L	A	T	I	O	N
J	G	R	P	S	T	U	H	L	V	O	L	U	M	E	N	P	N
Y	S	W	E	W	Q	S	V	E	L	M	T	I	P	A	U	N	V
M	J	U	R	D	E	R	A	T	E	S	A	E	W	Q	A	X	E
C	F	G	A	C	H	O	L	E	S	T	E	R	I	N	N	M	R
Z	I	V	O	P	H	A	W	S	T	C	T	V	F	R	E	W	S
K	L	E	P	Z	T	O	N	D	E	T	S	I	B	G	T	R	T
D	A	R	M	P	A	S	S	A	G	E	I	E	G	R	T	Z	O
B	V	S	N	H	Z	R	T	R	E	I	O	G	N	U	M	J	P
A	Y	T	W	E	F	T	B	M	L	B	N	E	U	O	N	M	F
G	A	O	Q	R	T	Z	G	F	I	G	M	Z	E	N	J	G	U
M	I	P	A	S	W	S	R	L	G	Z	U	N	B	S	G	E	N
B	L	F	I	O	B	R	T	O	A	S	R	M	R	W	Q	Y	G
B	T	U	T	N	N	B	U	R	I	P	N	A	A	Q	Y	X	E
E	R	N	B	E	N	H	Z	A	Z	X	S	I	L	T	P	O	N

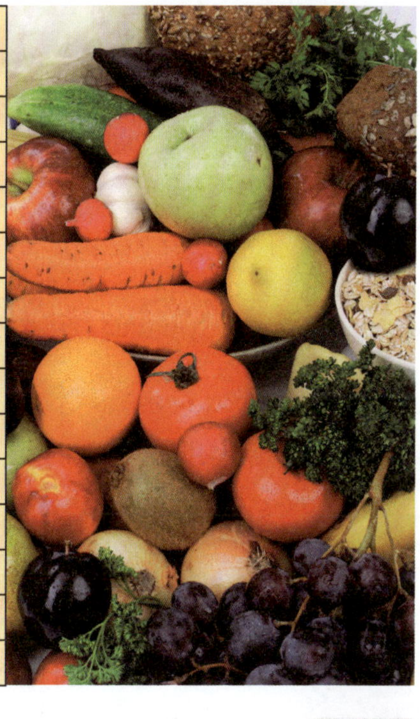

Der Begriff „Ballaststoffe" wird auch heute noch oft fälschlicherweise als „unnützer oder überflüssiger Ballast" verstanden. Dabei haben diese unverdaulichen Nahrungsbestandteile viele positive Auswirkungen auf den menschlichen Körper. Durch die Ballaststoffe in der Nahrung wird länger und intensiver gekaut. Die ______ setzt dadurch schneller und anhaltender ein, sodass eine ballaststoffreiche Kost auch eine wirksame Methode zur ______ ist. Des Weiteren bilden sie Nährboden für eine Reihe wichtiger Darmbakterien und fördern so den Erhalt einer gesunden ______.
Ballaststoffe binden ______ und Substanzen wie z.B. ______ und begünstigen deren Ausscheidung. Zudem erhöhen sie das ______ und fördern bei gleichzeitig ausreichender Flüssigkeitszufuhr eine schnellere ______ und beugen dadurch ______ vor.

9 Wasser ist unerlässlich für die Aufrechterhaltung der Körperfunktionen. 60 bis 70 % des menschlichen Körpers bestehen aus Wasser, wobei mit zunehmendem Alter der Wassergehalt abnimmt. Der tägliche Flüssigkeitsbedarf liegt im Mittel bei 35 ml pro kg Körpergewicht, bei älteren Menschen liegt er bei 30 ml pro kg Körpergewicht (unter normalen Bedingungen). Errechnen Sie den Flüssigkeitsbedarf

a) des Bewohners Herrn Brode, der 75kg wiegt.

b) der Bewohnerin Frau Schulz, die 68 kg wiegt.

> **Wichtig!**
> Flüssigkeiten in Speisen (ca. 700 ml) und Flüssigkeit aus dem Körperstoffwechsel (ca. 300 ml) zählen mit dazu!

c) Errechnen Sie Ihren eigenen Flüssigkeitsbedarf.
Erreichen Sie bei der täglichen Flüssigkeitsaufnahme annähernd diesen Wert?
(Beachten Sie dabei den Hinweis rechts.)

10 Wird dem Körper zu wenig Flüssigkeit zugeführt, können schwerwiegende Folgen auftreten. Geben Sie Symptome eines Flüssigkeitsmangels an.

11 Das Durstgefühl nimmt im Alter ab, oft wird das Trinken einfach vergessen. Diese Beobachtung haben Sie sicher in Ihren Praxiseinsätzen auch schon gemacht. Unterbreiten Sie Vorschläge, wie man den Flüssigkeitsbedarf bei gefährdeten alten Menschen absichern kann.

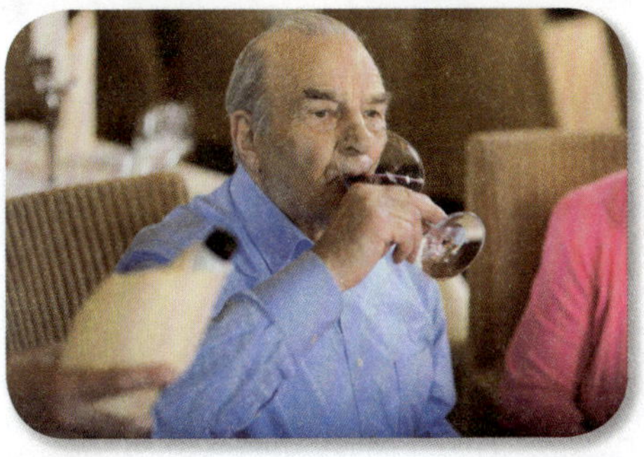

Name: *Hohlmeier, Werner* **Geb. Dat.:** *23.7.19..* ______

Tageszeit	Getränkevorschlag	12. Dezember 2...		13. Dezember 2...	
		Getränke (ml) / Zeichen		Getränke (ml) / Zeichen	
7.00 Uhr	*1 Glas Wasser*	*200*	*B*	*200*	*B*
8.30 Uhr	*1 Tasse Milchkaffee / Tee* *1 Glas Fruchtsaft*	*150 Kaffee* *200 Saft*	*B*	*150 Tee* *200 Saft*	*B*
10.30 Uhr	1 Glas Buttermilch, Mineralwasser, Obstsaft	200 Wasser	*B*		
12.30 Uhr	*1 Glas Mineralwasser, Fruchtsaft-schorle*	*200 Saft*	*RM*		
14.30 Uhr	*1 Tasse Milchkaffee / Tee oder* *1 Glas Mineralwasser*	*150 Tee*	*RM*		
18.00 Uhr	*2 Tassen Frucht- oder Kräutertee*	*300 Tee*	*H*		
20.00 Uhr (zwei Stunden vor Schlafen)	*1 Tasse Tee oder* *1 Glas Mineralwasser*	*200 Wasser*	*H*		
Gesamtmenge/Tag	*1600 ml*	*1600*	*H*		

1 Glas = ca. 200 ml, 1 Tasse = ca. 150 ml

12 Bei alten Menschen sollte wöchentlich einmal das Körpergewicht und der BMI (Body-Mass-Index) ermittelt werden, um den Ernährungszustand einschätzen und ggf. verbessern zu können. Errechnen Sie mithilfe der Formel den BMI und schätzen Sie anschließend die Werte ein.

$$\text{BMI} = \frac{\text{Körpergewicht in kg}}{\text{Körpergröße x Körpergröße in m}}$$

a) Frau Borek, 82 Jahre
Körpergröße: 1,51 m, Körpergewicht: 62 kg

b) Herr Günther, 63 Jahre
Körpergröße: 1,73 m, Körpergewicht: 98 kg

c) Frau Mangelsdorf, 67 Jahre
Körpergröße: 1,63 m, Körpergewicht: 46 kg

13 Um die Energiemenge, die ein Mensch pro Tag braucht, berechnen zu können, muss man zunächst den Grundumsatz ermitteln. Berechnen Sie mithilfe der vorgegebenen Formel den Grundumsatz für

a) den Bewohner Herrn Schmidt; 74 Jahre, 78 kg, noch sehr aktiv (tägliche Spaziergänge),
b) die Bewohnerin Frau Ritter; 82 Jahre, 62 kg, bettlägerig.

Runden Sie die Ergebnisse.

Formel
Frauen:
(11,2 x Gewicht) – (3,47 x Alter) + 770
Männer:
(11,2 x Gewicht) – (3,47 x Alter) + 1010

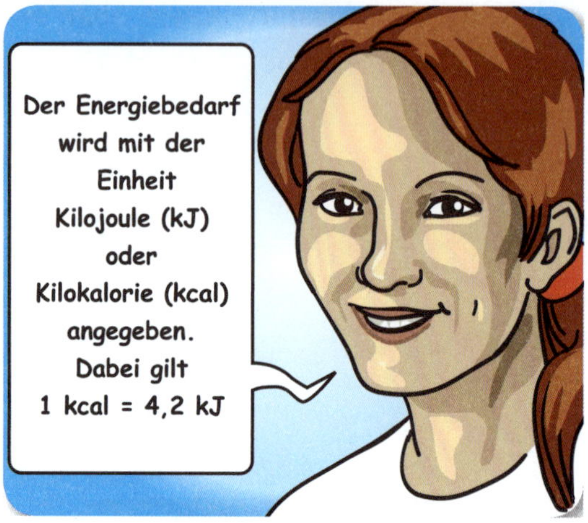

a) Herr Schmidt

b) Frau Ritter

Zusatz:
In der Altenpflege kann auch eine vereinfachte Formel angewendet werden: 1 kcal / kg / 24 Std. Hiervon sollten dann bis zu einem Alter von 80 Jahren 15 %, darüber hinaus 20 % abgezogen werden.
Nutzen Sie die vereinfachte Formel für die zwei Beispiele und vergleichen Sie anschließend.

a) Herr Schmidt

b) Frau Ritter

14 Um den Gesamtenergiebedarf ermitteln zu können, muss der Grundumsatz mit dem Leistungsumsatz multipliziert werden. Dies ist ein variabler Wert, der sich an der körperlichen Aktivität orientiert. In der Altenpflege bewährt sich die Anwendung des PAL-Faktors (Persönlicher Aktivitäts-Level), d.h., bei hohem Alter und Immobilität ist der Wert 1,2 und bei normaler Alltagsaktivität im Alter der Wert 1,4 anzuwenden.
Errechnen Sie den Gesamtenergiebedarf für die beiden Bewohner.

a) Herr Schmidt

b) Frau Ritter

15 Errechnen Sie Ihren Gesamtenergiebedarf. Gehen Sie dabei von einem PAL-Wert von 1,8 (vorwiegend gehende und stehende Tätigkeiten) aus.

16 Schneiden Sie die drei Kreise jeweils entlang der schwarzen Linie für die BMI-Drehscheibe aus. Anschließend verstärken Sie die kleinere Scheibe mit einer dünnen Pappunterlage. Die zwei größeren Scheiben werden nach Einkleben einer Pappverstärkung zusammengeklebt. Dann die zentralen Löcher herausschneiden (oder stanzen) und die zwei Scheiben mit einer Musterbeutelklammer verbinden. Durch Drehen und Einstellen der Werte lässt sich nun mühelos der BMI (als Richtwert) ermitteln. Viel Spaß beim Basteln! Ermitteln Sie mit der Drehscheibe den BMI aus den Fallbeispielen der Aufgabe 12 auf S. 39 und vergleichen Sie die Ergebnisse.

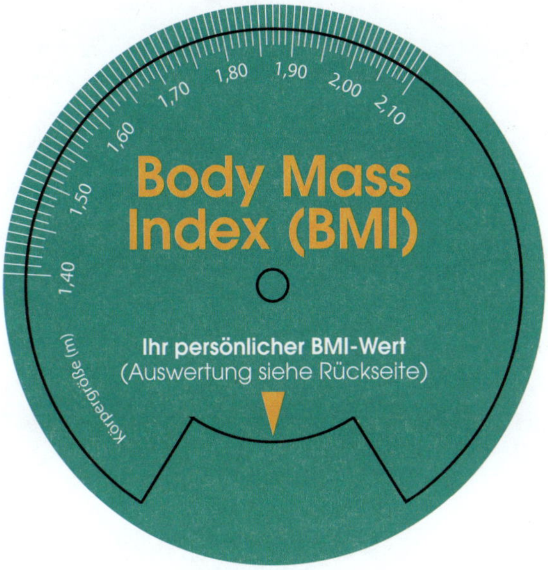

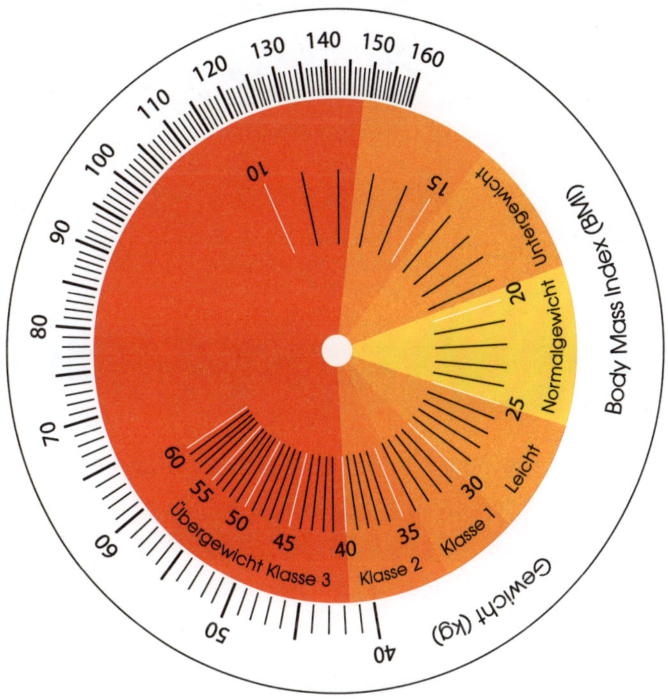

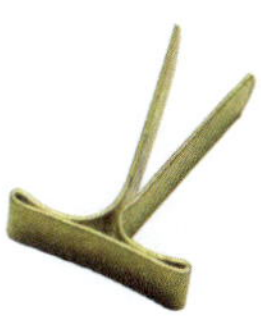

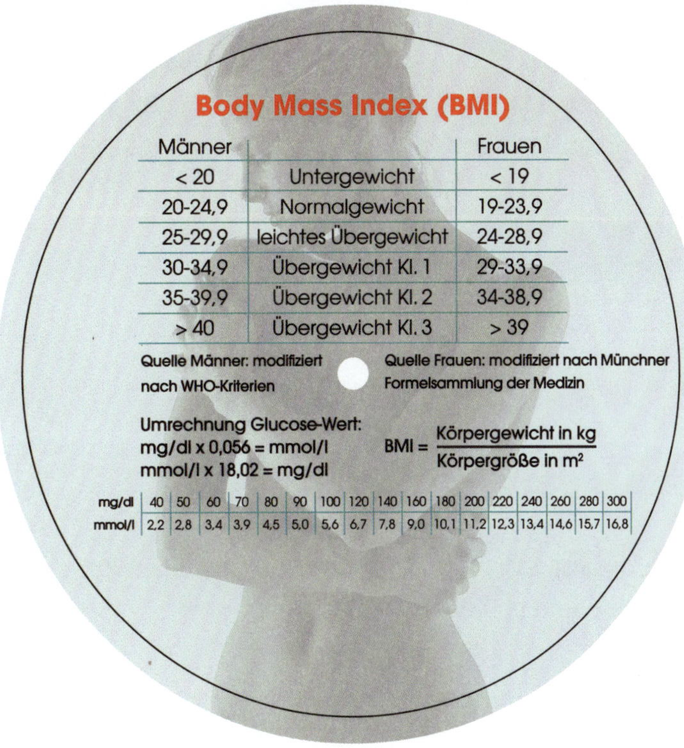

Body Mass Index (BMI)

Männer		Frauen
< 20	Untergewicht	< 19
20-24,9	Normalgewicht	19-23,9
25-29,9	leichtes Übergewicht	24-28,9
30-34,9	Übergewicht Kl. 1	29-33,9
35-39,9	Übergewicht Kl. 2	34-38,9
> 40	Übergewicht Kl. 3	> 39

Quelle Männer: modifiziert nach WHO-Kriterien

Quelle Frauen: modifiziert nach Münchner Formelsammlung der Medizin

Umrechnung Glucose-Wert:
mg/dl x 0,056 = mmol/l
mmol/l x 18,02 = mg/dl

$$\text{BMI} = \frac{\text{Körpergewicht in kg}}{\text{Körpergröße in m}^2}$$

mg/dl	40	50	60	70	80	90	100	120	140	160	180	200	220	240	260	280	300
mmol/l	2,2	2,8	3,4	3,9	4,5	5,0	5,6	6,7	7,8	9,0	10,1	11,2	12,3	13,4	14,6	15,7	16,8

17 Der Ernährungskreis der Deutschen Gesellschaft für Ernährung e. V. (DGE) dient als Wegweiser für eine vollwertige Ernährung. Er teilt das reichhaltige Lebensmittelangebot in sieben Gruppen ein und erleichtert so die tägliche Lebensmittelauswahl. Je größer ein Kreissegment ist, desto größere Mengen sollten täglich aus der Gruppe verzehrt werden. Lebensmittel aus kleinen Segmenten sollten sparsam verwendet werden. Für eine abwechslungsreiche Ernährung sollte die Lebensmittelvielfalt der einzelnen Gruppen genutzt werden. Schneiden Sie die Puzzleteile aus und kleben Sie diese zu einem vollständigen Ernährungskreis auf der Rückseite auf. Benennen Sie anschließend die sieben Lebensmittelgruppen.

Lebensmittelgruppen	
1	5
2	6
3	7
4	

Hier sorgfältig abtrennen und Puzzleteile auf der Rückseite aufkleben.

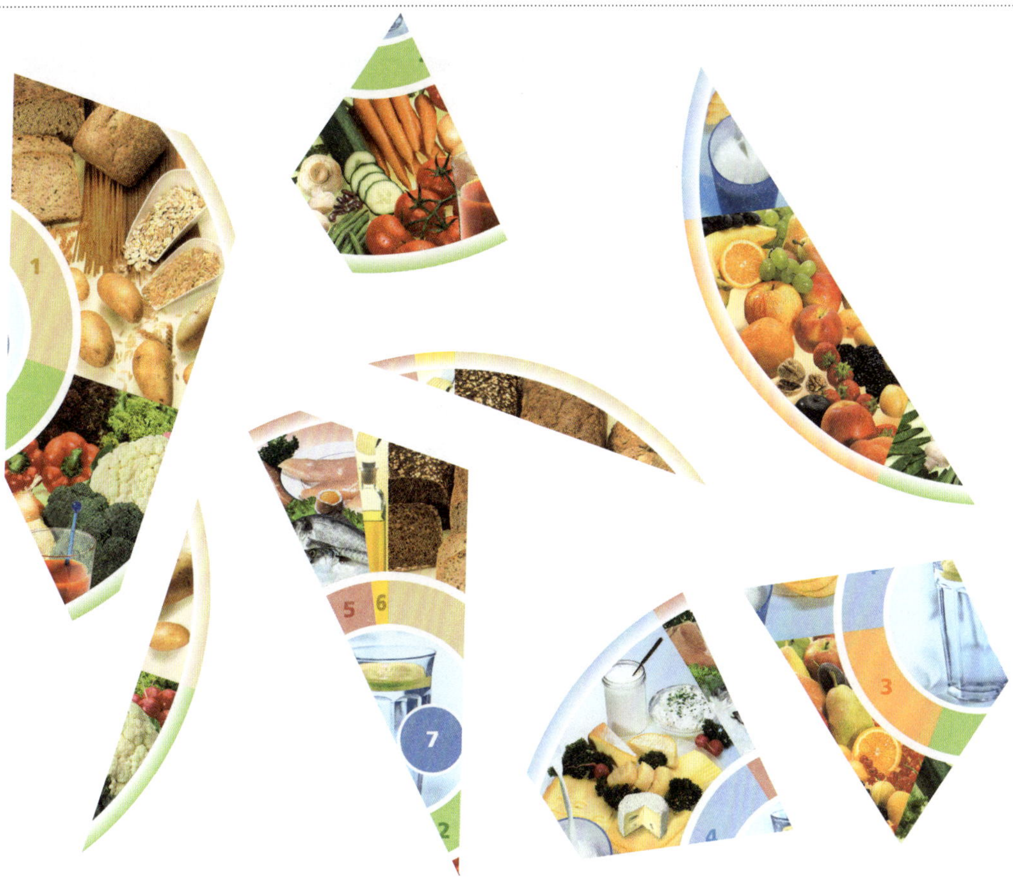

18 Mangel- und Fehlernährung haben zahlreiche Ursachen und sind nach wie vor ein großes Problem in der Altenpflege. Ein wichtiger Aspekt zur Vermeidung oder Behandlung ist die stärkere Beachtung der äußeren Bedingungen. Welche Maßnahmen könnten die Esskultur in Pflegeeinrichtungen steigern?
Machen Sie Vorschläge. Gehen Sie dabei auch von Ihren eigenen Gewohnheiten und Vorlieben aus.

19 Ein korrekt und liebevoll eingedeckter Tisch darf bei den Überlegungen in Aufgabe 18 nicht fehlen. Decken Sie den Tisch für ein Mittagsmenü ein, indem Sie die Zeichnung vervollständigen. Verwenden Sie dazu neben Menüteller und Suppentasse (siehe Abbildung)

- benötigtes Besteck einschließlich Dessertlöffel
- Salatteller
- Trinkglas
- Serviette

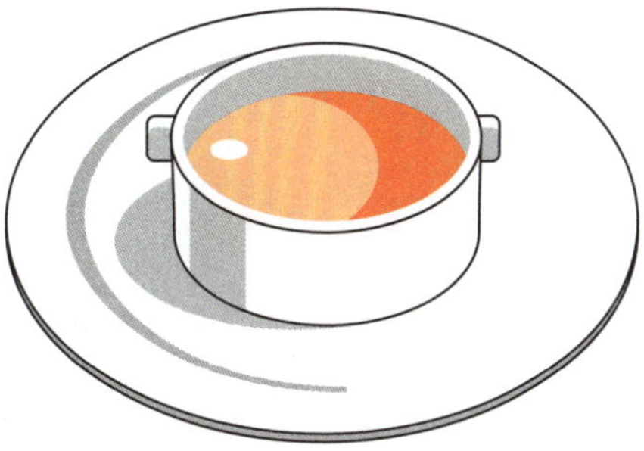

20 Ihr Tätigkeitsbereich umfasst auch die Betreuung von pflegebedürftigen Personen in ihrer eigenen häuslichen Umgebung. Dabei fallen mitunter auch Aufgaben aus dem Bereich „Haushaltshilfe" an. Ordnen Sie den angegebenen Schwerpunkten konkrete Haushaltsaufgaben zu.

Reinigung der Wohnung

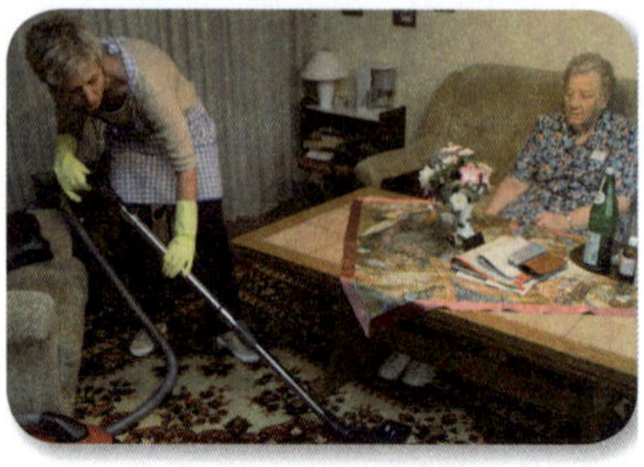

Reinigung des Sanitärbereichs

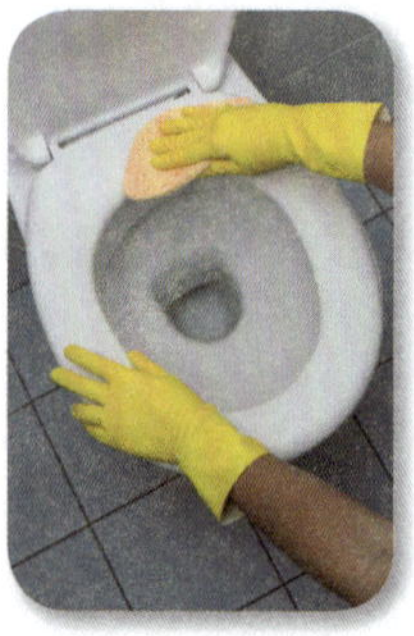

Kleidungs- und Wäschepflege

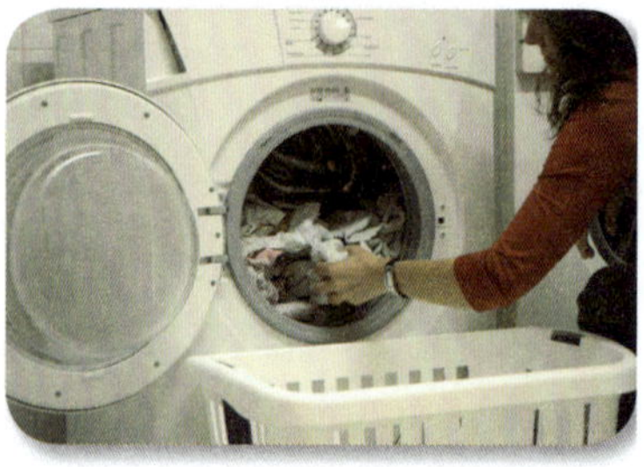

Nahrungszubereitung

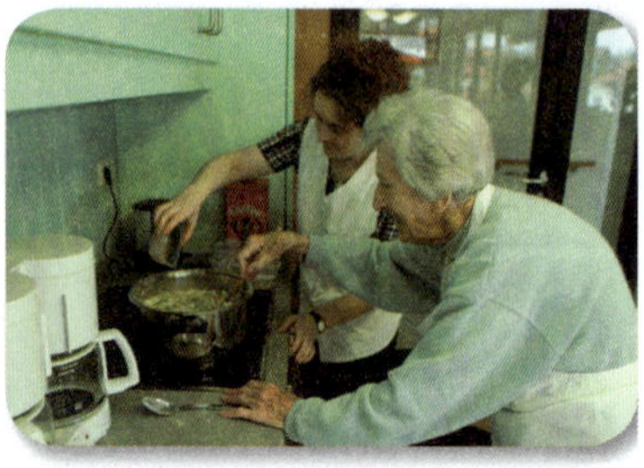

Sonstiges (individuelle Beantwortung)

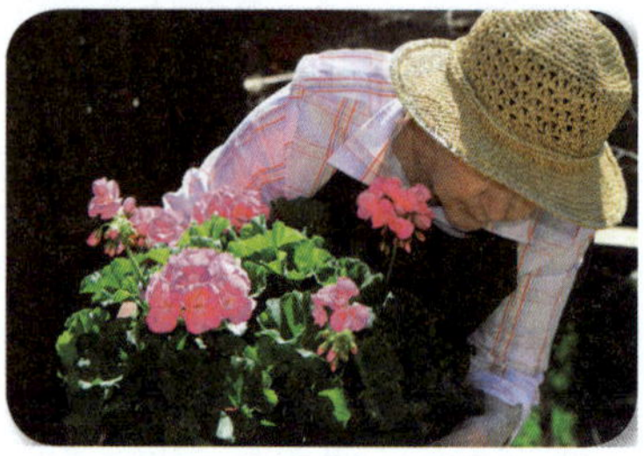

21 Die Tabelle zeigt häufige Quellen für Bakterienansammlungen im Haushalt auf. Geben Sie für jedes Beispiel Vorschläge zu deren Vermeidung an.

Quellen für Bakterienanhäufungen im Haushalt	Tipps für deren Vermeidung
Wischlappen, Küchenschwämme	
Bad / Duschen / Toiletten mit hoher Luftfeuchtigkeit	
Kühlschränke	
Toilettenbecken	
Küche/Arbeitsflächen	

22 Nennen Sie Gründe, die eine selbstständige Haushaltsführung beeinträchtigen können.

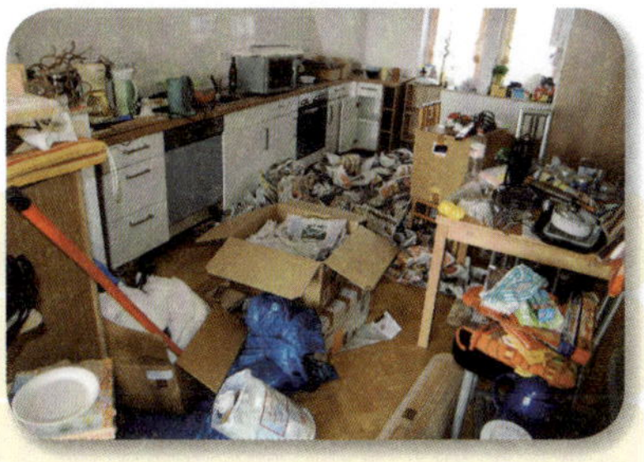

Schaffen eines förderlichen Wohnumfelds

1 In der Tabelle finden Sie ein Gerüst mit Angaben zu Wohnformen im Alter. Vervollständigen Sie die Tabelle mithilfe der vorgegebenen Begriffe im Kasten.

stationäre Wohneinrichtung, barrierefreie Anpassung, Senioren-WGs, Betreutes, ohne altengerechten, zusätzliche Betreuungsdienste, gemeinschaftlich genutzten Wohnung, altengerechte

Wohnformen im Alter	Merkmale
Eigene Wohnung	häufigste Wohnform, Wohnen in vertrauter Umgebung ______ Umbau
______ Wohnung	seniorengerechte, ______ der Wohnung an spezielle Bedürfnisse im Alter
______ Wohnen	Wohnen in eigener, altengerecht angepasster Häuslichkeit mit der Möglichkeit, ______ in Anspruch zu nehmen
______	Leben in einer altengerecht angepassten, ______, in der jeder, neben den gemeinschaftlich genutzten Bereichen, eigenen Wohnraum hat; ggf. Nutzung von Betreuungsdiensten
Pflegeheim	______, die die hauswirtschaftliche und pflegerische Versorgung schwer kranker und behinderter alter Menschen ermöglicht

2 Um Stürze in der häuslichen Umgebung zu vermeiden, sollten Stolperfallen rechtzeitig erkannt und beseitigt werden. Benennen Sie die in der Abbildung dargestellten Gefahrenpunkte.

1 ______

2 ______

3 ______

4 ______

5 ______

6 ______

7 ______

8 ______

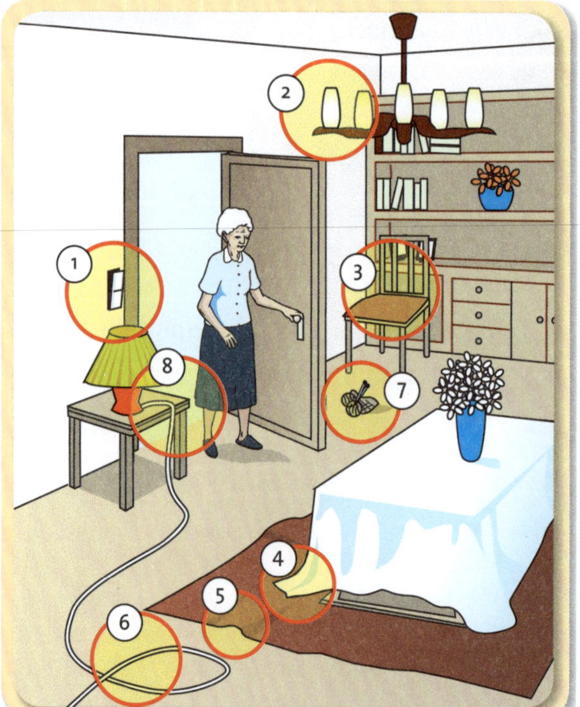

3 Sie sollen die „ideale" altengerechte Wohnanlage entwerfen. Welche Faktoren, bezogen auf die Wohnungen bzw. das Umfeld, sollten unbedingt bedacht werden? Versuchen Sie, Kriterien von A-Z zu benennen.

☺ ..... zugegeben, für „X" und „Y" ist es wirklich schwer, etwas zu finden.

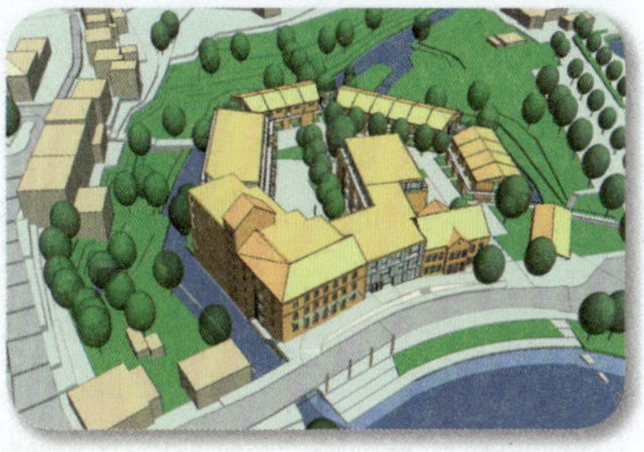

A

B

C

D

E

F

G

H

I

J

K

L

M

N

O

P

Q

R

S

T

U

V

W

X

Y

Z

4 Finden Sie im Suchworträtsel 12 Hilfsmittel zur Lebenserleichterung heraus. Ordnen Sie diese anschließend den vorgegebenen Hilfsmittelgruppen zu. (ü = ue, → ↓ ↘)

Q	E	W	D	S	A	R	R	E	V	M	B	N	G	T	R	K	C	R	T	A	Z	U
D	A	E	R	T	W	Z	A	I	O	I	A	W	Q	S	X	S	I	W	E	N	X	Y
U	N	T	E	R	A	R	M	S	T	U	E	T	Z	E	N	Y	X	S	S	Z	W	E
S	C	F	R	T	N	T	P	S	D	O	S	A	R	A	W	E	R	W	S	I	Q	W
C	C	V	G	R	N	R	E	F	E	G	I	B	N	A	M	A	X	C	V	E	X	D
H	S	A	W	E	E	R	T	B	N	R	O	L	L	S	T	U	H	L	Y	H	N	E
S	E	F	C	V	N	F	R	E	W	Q	N	J	E	K	L	Z	L	K	J	H	G	F
I	A	S	R	O	L	L	A	T	O	R	X	V	B	T	E	T	E	J	N	I	M	J
T	A	Q	W	E	I	V	B	N	H	Z	T	R	E	Z	T	M	C	N	A	L	Q	R
Z	G	R	E	I	F	H	I	L	F	E	N	V	B	H	U	E	Z	T	R	F	E	W
Y	A	W	E	Q	T	C	V	F	G	T	Z	U	D	E	W	B	N	B	F	E	B	F
									B	H	J	U	Z	U	I	M	L	S	X	N	S	A
									T	R	E	P	P	E	N	L	I	F	T	X	Q	N
									V	D	E	Z	O	P	Y	S	A	Q	W	U	C	F
									C	F	T	U	O	P	J	H	T	R	E	S	H	X
									V	G	T	W	Q	A	S	X	Y	D	F	R	Z	L

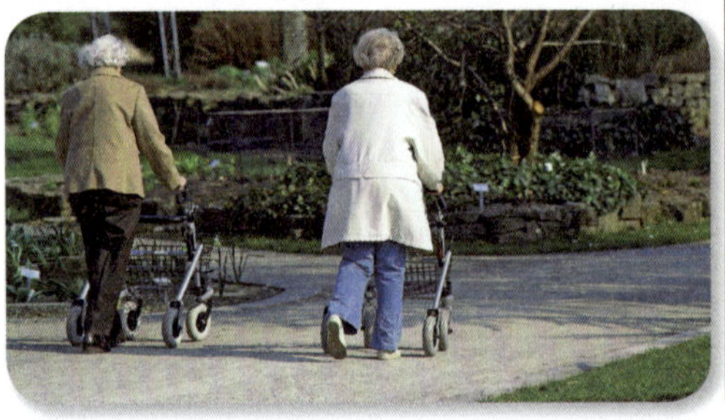

Gehhilfen:

Lagerungshilfsmittel:

Badehilfen:

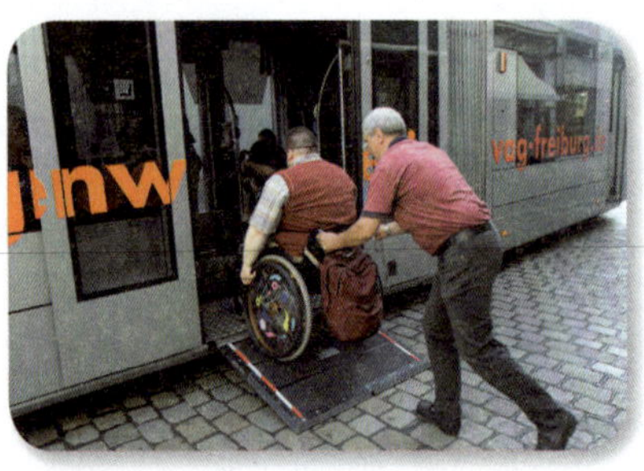

Adaptationshilfen:

Kranken-/ Behindertenfahrzeuge:

Installierte Hilfsmittel:

Alte Menschen bei der Tagesgestaltung unterstützen

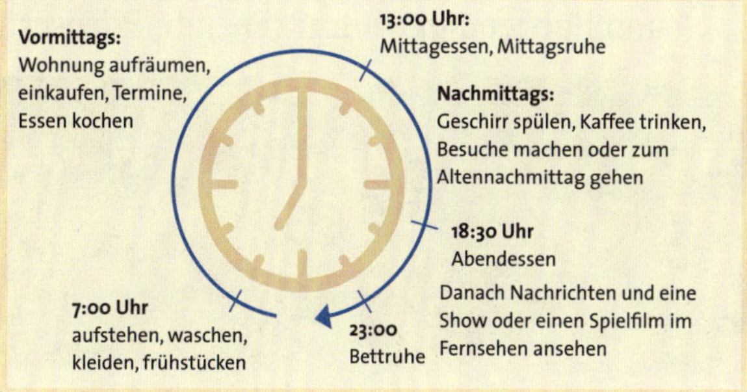
Vormittags:
Wohnung aufräumen, einkaufen, Termine, Essen kochen
13:00 Uhr:
Mittagessen, Mittagsruhe
Nachmittags:
Geschirr spülen, Kaffee trinken, Besuche machen oder zum Altennachmittag gehen
18:30 Uhr
Abendessen
Danach Nachrichten und eine Show oder einen Spielfilm im Fernsehen ansehen
23:00
Bettruhe
7:00 Uhr
aufstehen, waschen, kleiden, frühstücken

1 Die meisten älteren Menschen haben eine regelmäßige, mitunter fast rituelle Tagesstruktur. Bei Pflegebedürftigkeit und daraus evtl. resultierender Versorgung in stationären Pflegeeinrichtungen kommt es bei vielen zu einschneidenden Veränderungen im gewohnten Tagesablauf. Die Beibehaltung eines strukturierten Tagesablaufs ist daher von großer Bedeutung, um Orientierung und Sicherheit zu gewährleisten. In der oberen Abbildung ist der Tagesablauf einer älteren Dame in ihrer eigenen Wohnung erkennbar. Stellen Sie analog dieses Beispiels den Tagesablauf eines alten Menschen in seiner gewohnten Häuslichkeit dar (können z.B. auch die Großeltern sein) und ein Beispiel für den Tagesablauf eines Bewohners in einer Pflegeeinrichtung. Vergleichen Sie die Ergebnisse im Unterrichtsgespräch.

Tagesablauf von ______________ in der eigenen Wohnung / Haus

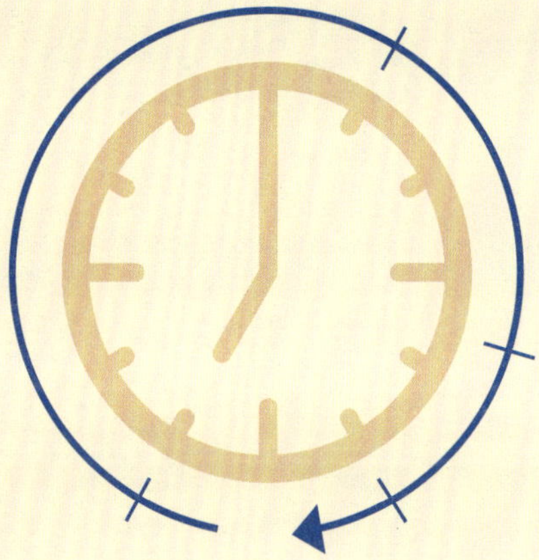

Tagesablauf von ______________ in einer stationären Pflegeeinrichtung

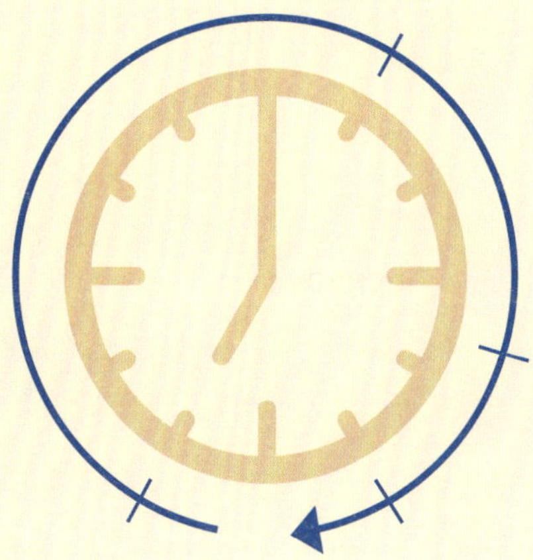

2 Entwerfen Sie einen Wochenplan mit tagesstrukturierten Maßnahmen. Bedenken Sie Aktivitäts- und Ruhezeiten. Nutzen Sie Ihre Praxiserfahrungen.

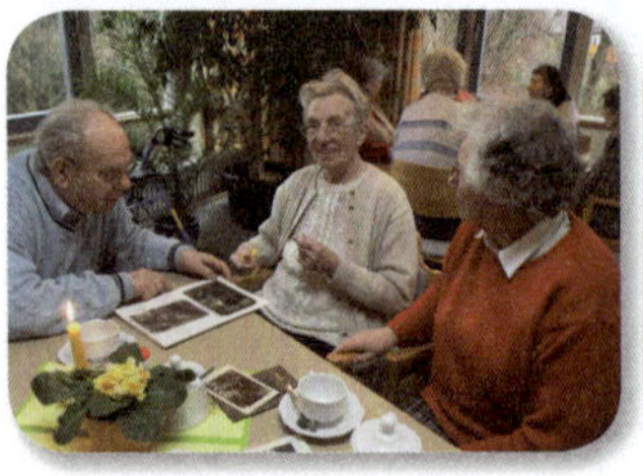
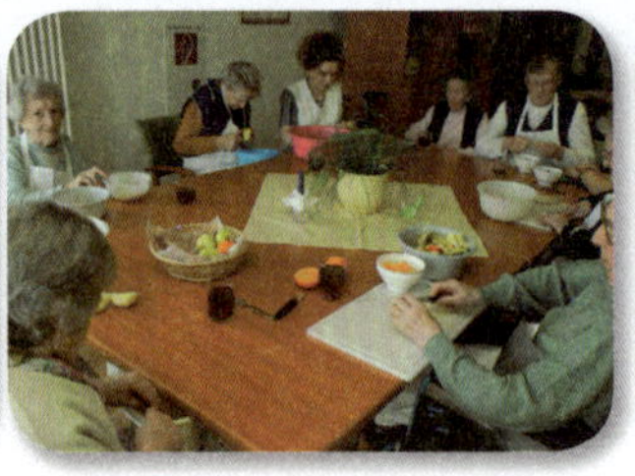
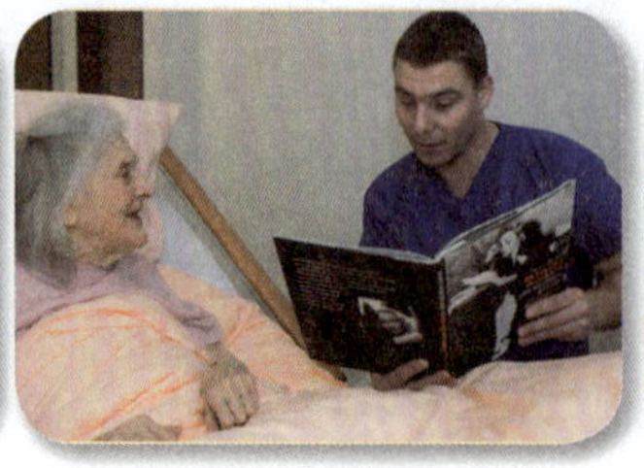
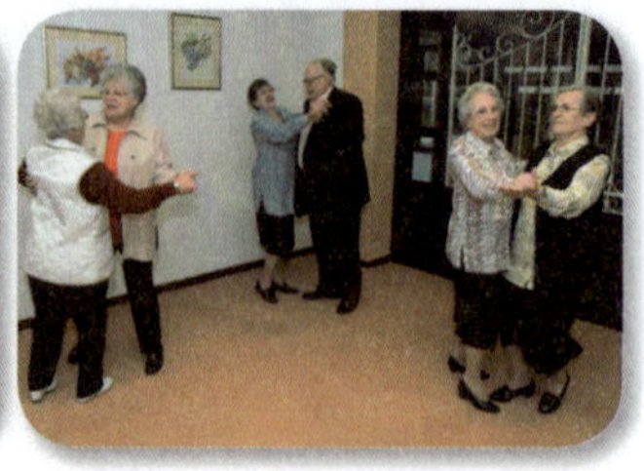

<table>
<tr><th>Zeit</th><th>Montag</th><th>Dienstag</th><th>Mittwoch</th><th>Donnerstag</th><th>Freitag</th><th>Samstag</th><th>Sonntag</th></tr>
<tr><td></td><td></td><td></td><td></td><td></td><td></td><td></td><td></td></tr>
<tr><td colspan="8">Frühstück</td></tr>
<tr><td></td><td></td><td></td><td></td><td></td><td></td><td></td><td></td></tr>
<tr><td colspan="8">Mittagessen</td></tr>
<tr><td></td><td></td><td></td><td></td><td></td><td></td><td></td><td></td></tr>
<tr><td colspan="8">Kaffee- / Teestunde</td></tr>
<tr><td></td><td></td><td></td><td></td><td></td><td></td><td></td><td></td></tr>
<tr><td colspan="8">Abendessen</td></tr>
<tr><td></td><td></td><td></td><td></td><td></td><td></td><td></td><td></td></tr>
</table>

3 Die tagesstrukturierten Angebote müssen sorgfältig geplant und ausgewählt werden, um einen reibungslosen Verlauf zu gewährleisten und um den Teilnehmern das Gefühl einer sinnvollen Lebensgestaltung zu geben. Erarbeiten Sie allgemeine Planungskriterien zu den vorgegebenen Stichpunkten.

	Planungskriterien
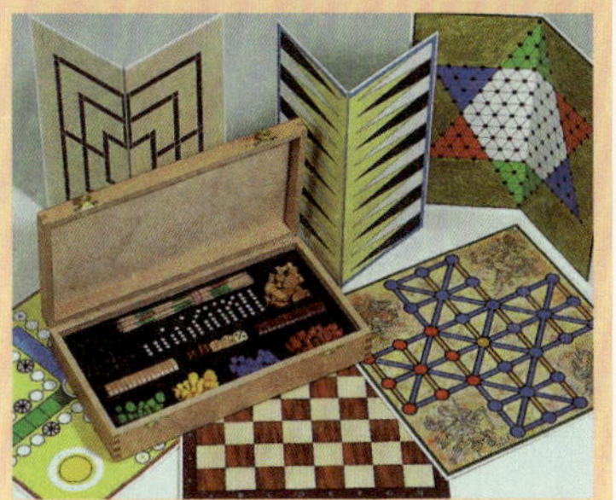	Vorüberlegungen
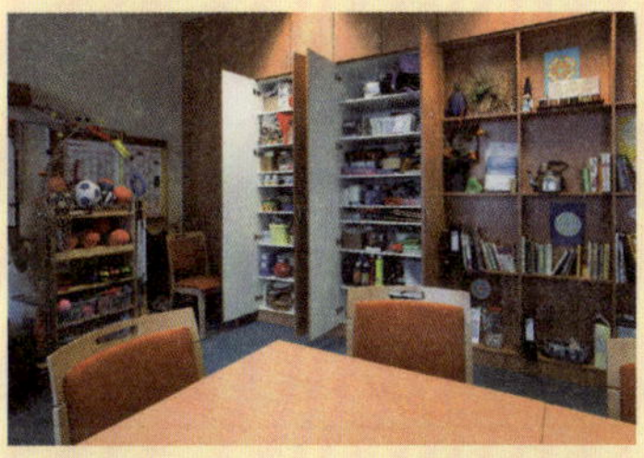	Vorbereitung 1. Sachbezogene Vorbereitung 2. Personenbezogene Vorbereitung
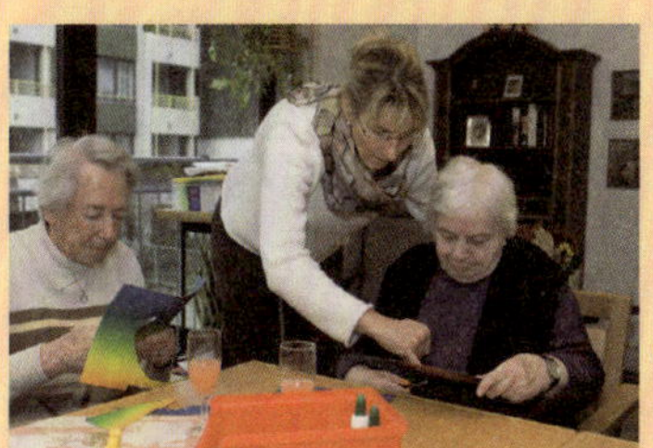	Durchführung
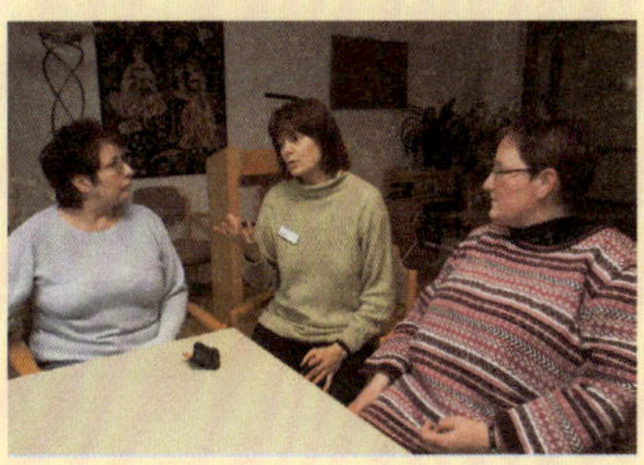	Nachbereitung, Auswertung

4 Finden Sie im Suchworträtsel 16 Aktivierungsangebote und ordnen Sie diese anschließend den Beschäftigungsbereichen zu. (ä = ae, ö = oe, ü = ue, ß = ss, → ↓ ↘)

C	E	R	Q	W	B	N	H	A	R	K	E	N	S	A	Q	R	T	I	U	Z	T
M	C	S	Z	D	F	R	T	E	K	A	Q	S	D	E	Y	S	R	T	X	A	K
D	W	A	E	S	C	H	E	P	F	L	E	G	E	V	F	R	E	G	I	Z	A
N	M	T	I	N	A	S	R	C	Y	D	E	T	A	E	T	Q	C	I	V	R	R
S	C	F	T	W	I	Q	R	T	Z	U	I	O	S	N	B	G	T	E	R	E	T
P	I	V	U	S	H	O	E	R	B	U	E	C	H	E	R	A	W	S	Q	C	E
R	S	N	N	Q	W	E	R	C	V	G	T	Z	T	R	L	Y	S	S	E	A	N
I	X	S	G	W	R	B	N	E	V	D	W	Q	A	S	Y	A	E	E	R	T	S
C	N	H	E	E	Y	B	H	A	N	D	A	R	B	E	I	T	E	N	N	M	P
H	X	S	N	W	N	C	D	E	R	G	Y	B	G	T	F	T	X	S	D	R	I
W	B	N	M	Z	T	R	U	I	O	C	Y	A	S	E	R	T	Z	B	N	M	E
O	A	S	W	D	F	R	E	W	S	A	W	M	V	B	N	H	T	T	C	S	L
E	X	C	D	D	R	U	C	K	T	E	C	H	N	I	K	E	N	Q	A	A	E
R	V	F	G	T	Z	U	R	O	G	Y	C	D	E	A	W	F	G	H	J	N	X
T	C	D	F	T	U	E	Y	C	X	B	R	E	T	T	S	P	I	E	L	E	Z
E	B	N	M	J	Z	K	L	H	O	U	Z	T	R	S	Y	T	X	C	D	E	T
R	H	M	U	S	I	Z	I	E	R	E	N	H	T	R	D	C	I	C	B	N	H
W	Q	C	A	D	E	R	T	N	B	H	J	H	Z	U	I	I	N	K	M	K	J

Medienangebote	Gedächtnistraining
Angebote aus dem musikalischen Bereich	**Spielen**
Haushaltsnahe Beschäftigungen	**Gesundheitsfördernde Angebote**
Angebote aus dem Gartenbereich	**Werken und Gestalten**

5 Die Orientierung an der Biografie ist bei der Auswahl von Angeboten sehr wichtig. Lesen Sie dazu die drei Fallbeispiele. Mit welchen Aktivierungsangeboten könnte man das Interesse der jeweiligen Bewohner wecken? Geben Sie Vorschläge an.

Herr Schmidt, 84 Jahre, war bis zum Heimeinzug ein begeisterter Gärtner und Handwerker. Bis zum 70. Lebensjahr spielte er in der Altherren-Mannschaft seiner Gemeinde Fußball.

Frau Mangelsdorf, 92 Jahre, wuchs in guten Verhältnissen auf und hatte schon als junges Mädchen großes Interesse an Musik und Literatur.

Frau Borek, 88 Jahre, hat durch die Kriegszeiten nie einen richtigen Beruf erlernen können. Sie blieb Hausfrau und kümmerte sich um ihre drei Kinder. Eine große Leidenschaft neben dem Gärtnern war das Nähen.

6 Gesang spielt im Leben vieler Menschen eine große Rolle. Erstaunt stellt man immer wieder fest, wie textsicher viele Lieder von den Senioren vorgetragen werden können. Erarbeiten Sie eine Zusammenstellung (je 7 Lieder) bedeutender

- Volkslieder
- Kinderlieder
- Weihnachtslieder

Nutzen Sie das Wissen Ihrer Bewohner und befragen Sie sie im nächsten Praxiseinsatz. Tauschen Sie Ihre Ergebnisse im Unterricht aus.

Volkslieder	Kinderlieder	Weihnachtslieder

7 Sie sind beauftragt, ein Angebot mit fünf Bewohnern aus dem Bereich „Seniorengymnastik" durchzuführen. Zwei Bewohner sitzen im Rollstuhl, drei Bewohner haben auf einem Stuhl Platz genommen. Entwickeln Sie ein Übungsprogramm mit einfachen und verständlichen Anleitungen. Geben Sie dabei auch an, ob Sie Sportgeräte oder andere Hilfsmittel anwenden werden. Die Aktivierung soll für zehn Minuten geplant werden.

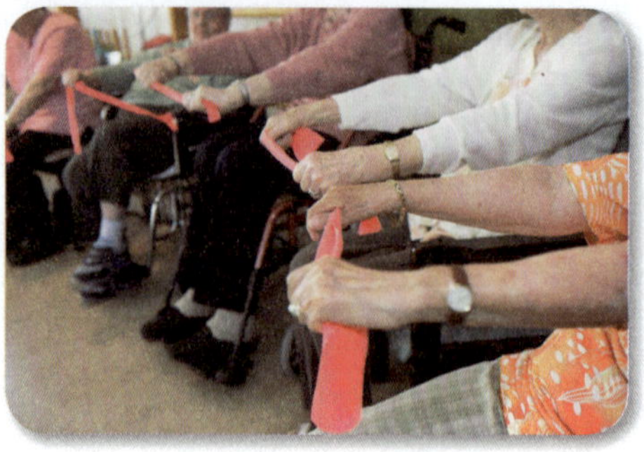

Welche Körperregionen wurden in Ihrem Übungsprogramm speziell aktiviert?

8 Welche Ziele können mit einer regelmäßig durchgeführten Seniorengymnastik erreicht werden?

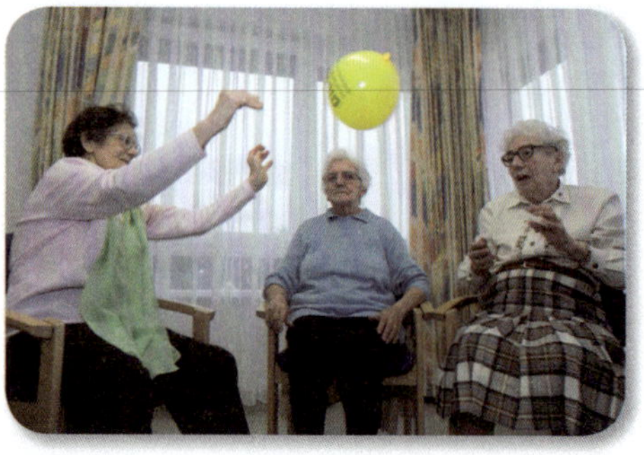

9 Eine Form der Aktivierung ist das Spielen. Es gibt Menschen, die ausgesprochen gern spielen und die kaum motiviert werden müssen. Auf der anderen Seite gibt es Personen, die eher „Spielmuffel" sind und die Spielen als „Kinderkram" empfinden. Nennen Sie eine kleine Auswahl an Spielen, die von Senioren sehr gern gespielt werden.

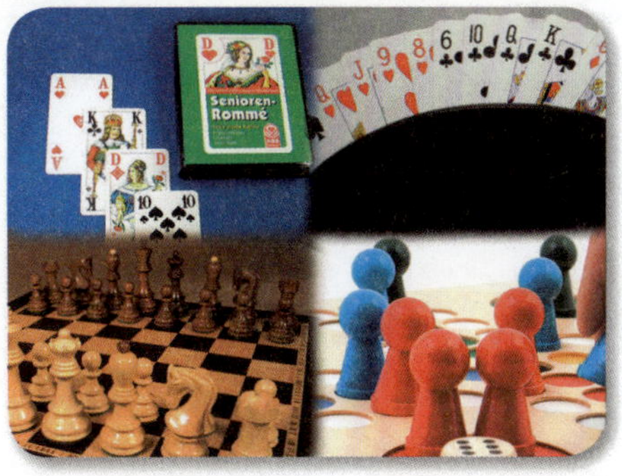

10 Welche Besonderheiten weisen seniorengerechte Spiele auf?

11 Ein Beispiel für Gedächtnistraining ist das Ergänzen von Sprichwörtern.
Kennen Sie die Sprichwörter? Vervollständigen Sie.

Was Hänschen nicht lernt, ___ .

___ nicht weit vom Stamm.

Ein Unglück ___ .

Ein blindes Huhn ___ .

___ muss fühlen.

Eine Krähe hackt ___ .

___ so liegt man.

Ist die Katze aus dem Haus, ___ .

12 Eine Methode, die speziell für Demenzkranke entwickelt wurde, ist die sogenannte 10-Minuten-Aktivierung. Einfache, vertraute Gegenstände sollen Erinnerungen wecken. Dazu werden themenspezifische Sammlungen zusammengestellt. „Füllen" Sie fünf Kartons mit passenden Materialien (je sechs verschiedene Dinge). Orientieren Sie sich an dem vorgegebenen Beispiel.

Thema Schule

Bleistift, kleine Schiefertafel, Kreide, Schulheft, Füller, Lineal

Thema Kindheit

Thema Haushalt

Thema Weihnachten

Thema Garten

Thema Heimwerker

13 Ergänzen Sie den Lückentext zum Thema „Basale Stimulation"®. Nutzen Sie dazu die vorgegebenen Begriffe.

Initialberührung, Schlaganfall, Orientierung, Demenzkranken, Körpergefühl, Stimulation, Körperwahrnehmung, Basalen Stimulation®

Basale Stimulation® ist ein Konzept zur Aktivierung der __________.
In der Altenpflege findet es vor allem bei __________ und bei Pflegebedürftigen nach einem __________ mit schweren neurologischen Beeinträchtigungen Anwendung. Durch gezielte __________ wird versucht, das __________ des Betroffenen zu sich selbst und zu seiner Umgebung zu verbessern. Große Bedeutung hat dabei die __________, die Beginn und Abschluss der __________ anzeigt und der __________ und des Sicherheitsgefühls des Betroffenen dient.

14 Die Angebote der Basalen Stimulation® können verschiedene Sinne aktivieren. Geben Sie an, welche Sinne jeweils aktiviert werden, und ergänzen Sie die Tabelle durch selbst gewählte Beispiele für Stimulationsangebote.

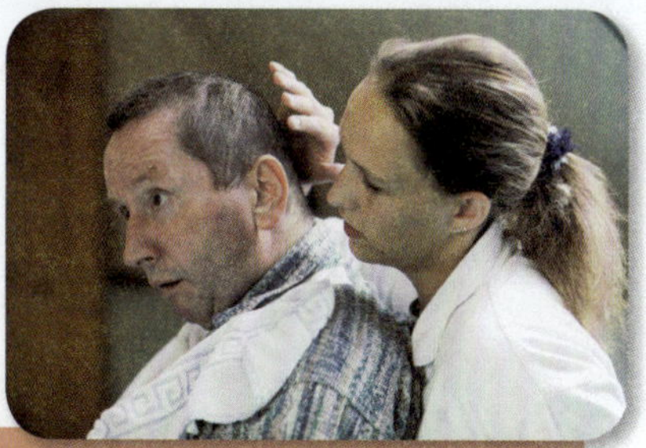

Fachbezeichnung	Erläuterung	Beispiel
Somatische Stimulation	Aktivierung durch	
Taktil-haptische Stimulation	Aktivierung durch	
Vibratorische Stimulation	Aktivierung durch	
Auditive Stimulation	Aktivierung durch	
Vestibuläre Stimulation	Aktivierung durch	
Gustatorische/ orale Stimulation	Aktivierung durch	
Olfaktorische Stimulation	Aktivierung durch	
Visuelle Stimulation	Aktivierung durch	

Rechte und Gesetze

1 Erarbeiten Sie in Ihren Unterlagen mithilfe externer Quellen, z. B. dem Grundgesetz oder Internet, eine Übersicht über die Grundrechte der Bürger in Deutschland. Wenden Sie anschließend dieses Wissen an, um die Lücken in der Tabelle schließen zu können.

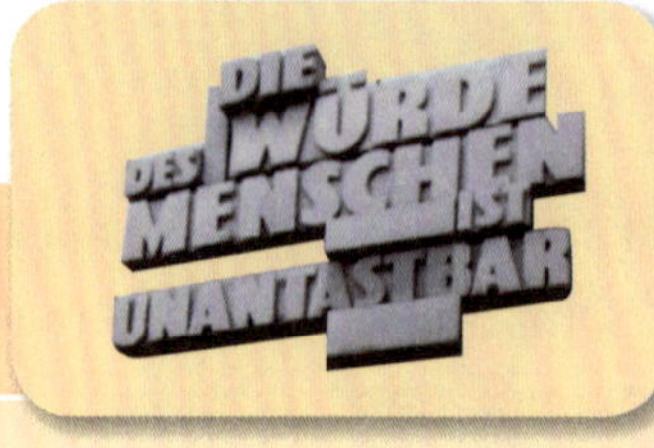

Artikel 1 Schutz der	
Artikel 2 Freie Entfaltung der	Artikel 11 Recht zur im Bundesgebiet
Artikel 3 vor dem Gesetz	Artikel 12 Freiheit der wahl
Artikel 4 - und Gewissensfreiheit	Artikel 13 der Wohnung
Artikel 5 Meinungs-, - und Informationsfreiheit	Artikel 14 Gewährleistung des
Artikel 6 Schutz von Ehe und	Artikel 15 Überführung in eigentum
Artikel 7 Recht auf Schulwahl und Teilnahme am unterricht	Artikel 16 Verbot von Ausbürgerung und Auslieferung, Recht auf Artikel 16a recht
Artikel 8 freiheit	Artikel 17 recht
Artikel 9 Vereinigungs	Artikel 18 Verwirklichung der
Artikel 10 - und Postgeheimnis	Artikel 19 Rechtsweg

2 Die Grundrechte müssen auch in der Altenpflege beachtet und umgesetzt werden. Ordnen Sie den nachfolgenden Beispielen die zutreffenden Grundgesetzartikel zu.

Deutsche und ausländische Heimbewohner werden gleich behandelt.	
Bewohnerpost darf nicht vom Personal gelesen werden.	
Die Teilnahme an Andachten oder Gottesdiensten steht allen Heimbewohnern frei.	
Das Betreten der Bewohnerräume ist nur bei angesagter Notwendigkeit und nach Klopfen erlaubt.	

3 Kreuzen Sie an, ob es sich bei den folgenden Aussagen um Kennzeichen der Rechtsfähigkeit oder der Handlungsfähigkeit handelt.

	Rechts-fähigkeit	Handlungs-fähigkeit
Ist die Fähigkeit, durch eigenes Handeln Rechtswirkungen hervorzurufen.		
Die ... beginnt mit der Vollendung der Geburt und endet mit dem Tod.		
Ist die Fähigkeit, selbstständiger Träger von Rechten und Pflichten zu sein.		
Begriff wird in Geschäfts- und Deliktsfähigkeit untergliedert.		
Gilt für jeden lebenden Menschen; dabei spielt es keine Rolle, ob er geistig gesund oder krank ist.		
Minderjährige sind nicht ...fähig.		

4 In den Abbildungen sind die Stufen der Geschäftsfähigkeit zu erkennen. Tragen Sie diese mit Altersangabe unter dem jeweiligen Bild ein.

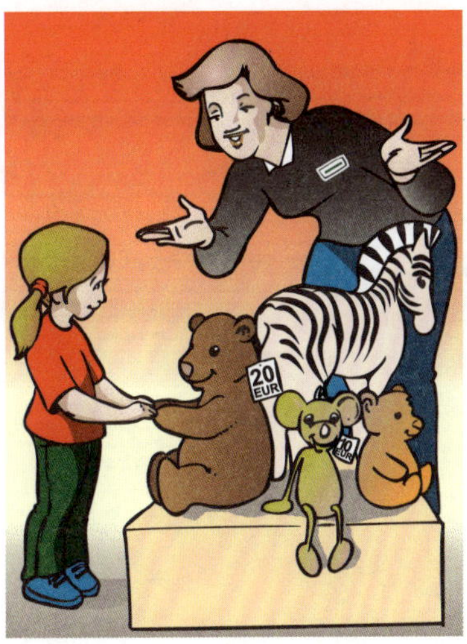

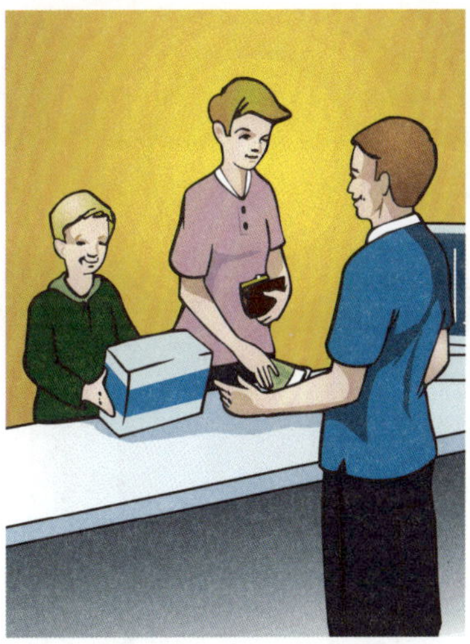

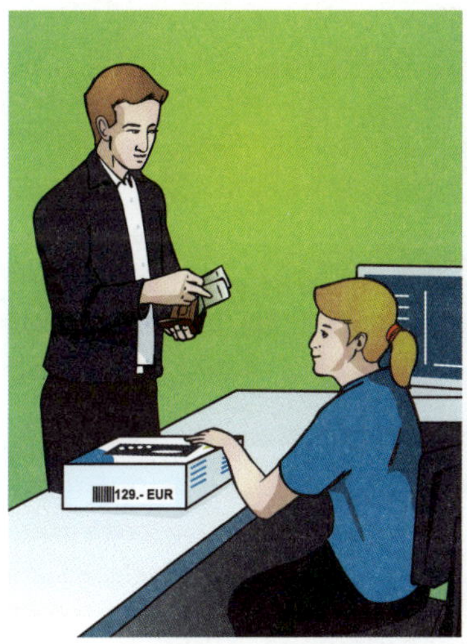

5 Wie beurteilen Sie die folgenden Fallbeispiele? Begründen Sie jeweils Ihre Antwort.

Jan, 10 Jahre, hat sich für 9 € von seinem Taschengeld (monatlich 15 €) eine Armbanduhr gekauft. Die Mutter verlangt von der Verkäuferin, den Kaufvertrag rückgängig zu machen. Muss die Verkäuferin dem Wunsch der Mutter nachkommen?

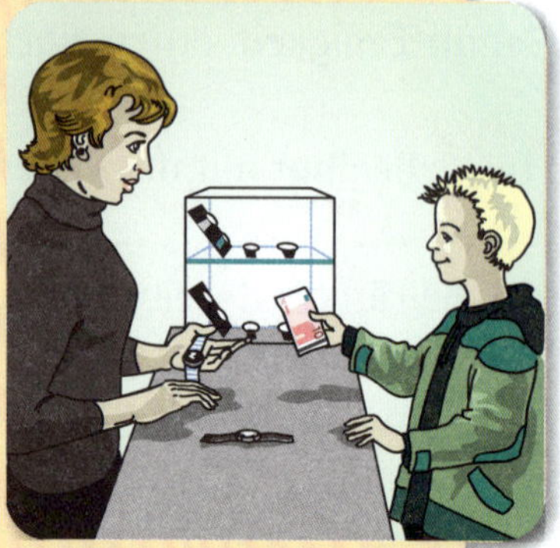

Tim, 5 Jahre, macht seine ersten Fahrversuche mit dem zum Geburtstag erhaltenen Kinderrad. Stolz schaut die Großmutter ihrem Enkel hinterher. Plötzlich kommt der Junge aus dem Gleichgewicht und schrammt mit dem Lenker an der Beifahrertür des Autos vom Nachbarn entlang. Können die Eltern verpflichtet werden, den angerichteten Schaden zu ersetzen?

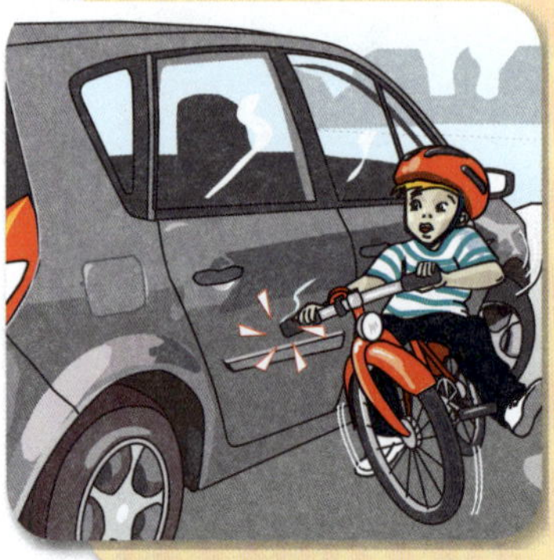

Eine an Demenz erkrankte Bewohnerin schlägt und tritt bei der morgendlichen Körperpflege die Altenpflegehelferin Susanne. Dabei wird ein Bügel der Brille abgerissen und im Gesicht und an den Armen sind tiefe Kratzspuren erkennbar. Ist die Bewohnerin für den angerichteten Schaden ersatzpflichtig?

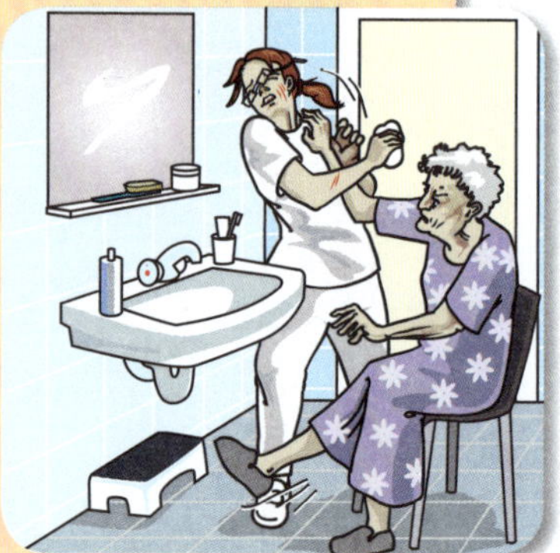

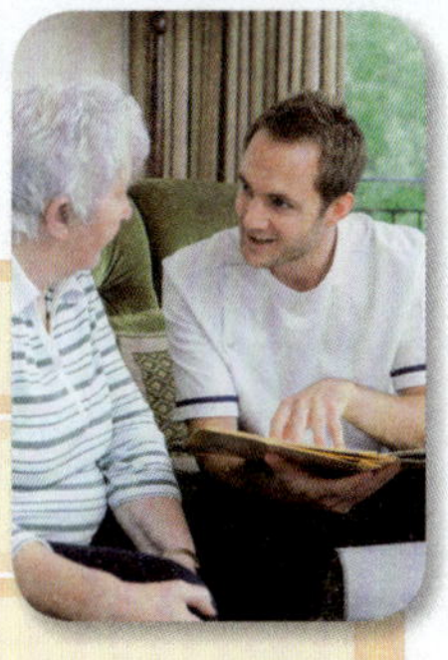

6 Nachfolgend sind die Aufgabengebiete eines Betreuers aufgeführt. Konkretisieren Sie die Aufgaben, indem Sie je ein Beispiel zuordnen.

Wohnung	
Vermögenssorge	
Aufenthaltsbestimmung	
Gesundheitsfürsorge	
Organisation der Pflege	
Briefverkehr	

7 Die Sozialversicherung ist ein gesetzliches Sicherungssystem der staatlich geregelten Fürsorge. Finden Sie im Suchworträtsel die fünf Bereiche der Sozialversicherung heraus und ergänzen Sie mit den gefundenen Begriffen die erste Spalte. Ordnen Sie anschließend die Träger und die versicherten Risiken zu.

Y	W	E	U	R	T	Z	U	B	N	H	Z
A	K	R	A	N	K	E	N	A	H	P	J
W	I	O	E	N	F	M	V	B	I	F	A
F	S	I	R	N	C	A	Z	V	E	L	F
A	R	B	E	I	T	S	L	O	S	E	N
G	H	J	U	B	C	E	W	L	A	G	X
V	E	T	Z	O	J	Y	N	H	I	E	L

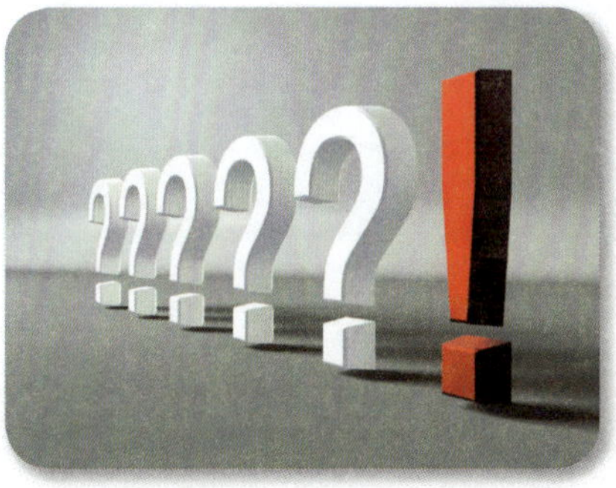

Sozialversicherungen	Träger	Versicherte Risiken
versicherung		
versicherung		
versicherung		
versicherung		
versicherung		

8 Seit Januar 2017 wird die Einschätzung der Pflegebedürftigkeit in Pflegegraden angegeben, um Menschen mit eingeschränkter Alltagskompetenz besser gerecht werden zu können. Davor wurde in Pflegestufen eingeteilt. Lesen Sie die nachfolgenden Aussagen und kreuzen Sie die richtigen Inhalte an.

	Die bisherigen drei Pflegestufen wurden durch fünf neue Pflegegrade ersetzt.
	Einordnung erfolgt durch ein Gutachten des Medizinischen Dienstes der Krankenkassen oder anderer unabhängiger Gutachterinnen oder Gutachter.
	Die Einstufungsformulare sind in einem gemeinsamen Gespräch zwischen dem Pflegebedürftigen, seinen Angehörigen und den betreuenden Pflegekräften auszufüllen und an die Pflegekasse weiterzuleiten.
	Das Gutachten auf der Grundlage des Neuen Begutachtungs-Assessments (NBA) geht an die Pflegekasse. Die Pflegekasse kann sich an die Empfehlung des MDKs halten, muss aber nicht. Das bedeutet, dass letztendlich die Pflegekasse über den Pflegegrad entscheidet.
	Ein zweistufiger Test zur Ermittlung der körperlichen Fähigkeiten bildet die Grundlage des Einstufungsverfahrens.

9 Das Neue Begutachtungs-Assessment (NBA) beurteilt anhand von sechs Modulen, ob Beeinträchtigungen der Selbstständigkeit oder der Fähigkeiten vorhanden sind und damit eine Pflegebedürftigkeit vorliegt. Geben Sie diese Bereiche an.

Modul 1

Modul 2

Modul 3

Modul 4

Modul 5

Modul 6

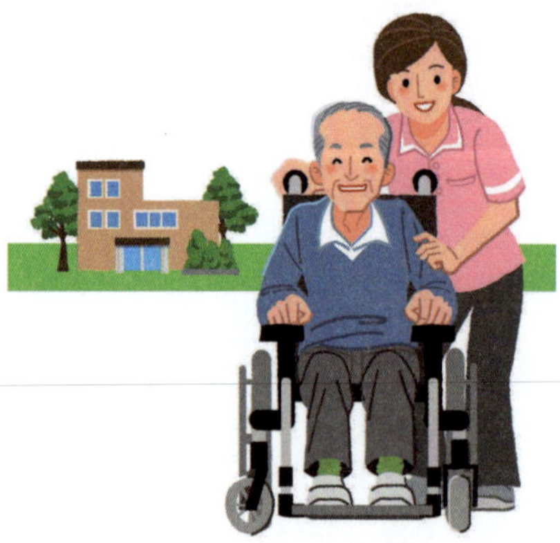

10 Das Heimgesetz vom 05.11.2001 enthielt Regelungen zum Schutz alter Volljähriger oder Volljähriger mit Behinderungen, die nicht nur vorübergehend ihr Leben im Heim verbringen.
Mit dem Inkrafttreten der Föderalismusreform von 2006 ist die Gesetzgebungskompetenz für das öffentlich-rechtliche Heimrecht vom Bund auf die Länder übergegangen, das heißt die Länder haben die Aufgabe, den ordnungsrechtlichen Teil der Heimgesetzgebung selbst zu regeln. Diese neu erarbeiteten Gesetze tragen in jedem Bundesland unterschiedliche Namen, je nach Ziel und Herangehensweise an das Gesetz.

a) Recherchieren Sie im Internet, wie die Gesetzgebung in Ihrem Bundesland heißt.

Bundesland:	
Name des Gesetzes / der Gesetze:	

b) Machen Sie sich mit den wesentlichen Inhalten der Regelungen vertraut. Geben Sie einige Schwerpunkte an.

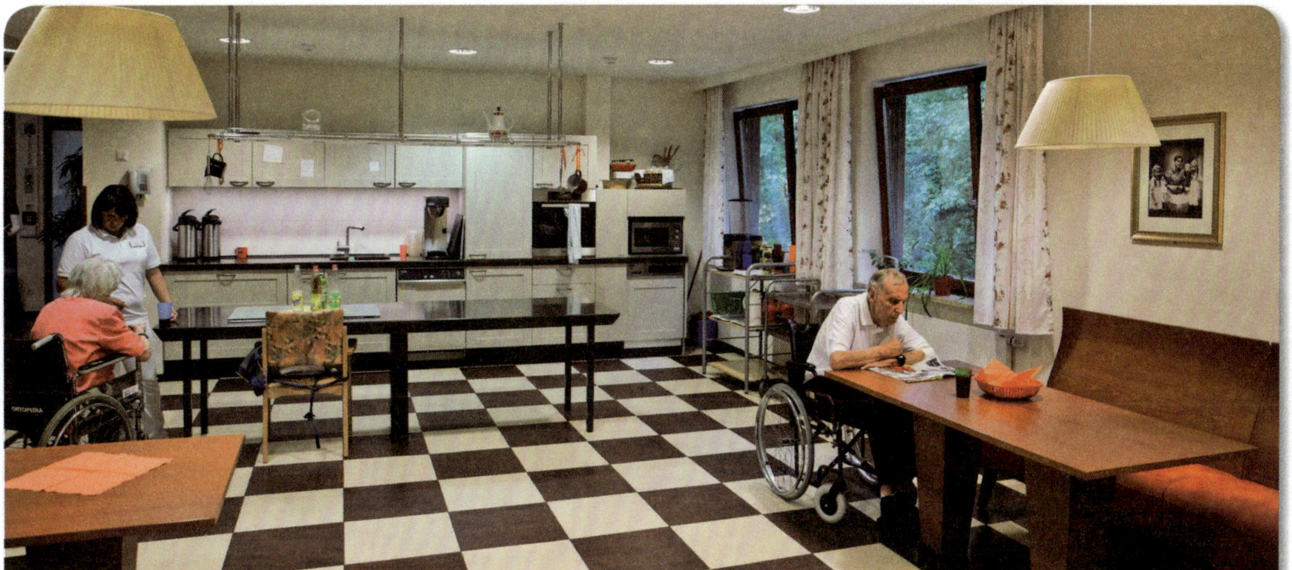

11 Vervollständigen Sie den Lückentext zur baulichen Ausstattung in Pflegeeinrichtungen.

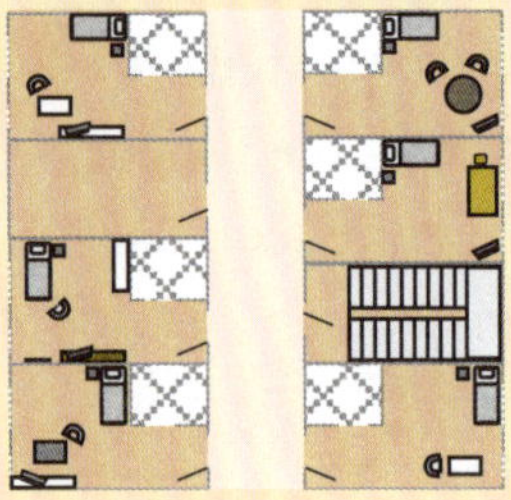
Zimmer (Wohnplätze)

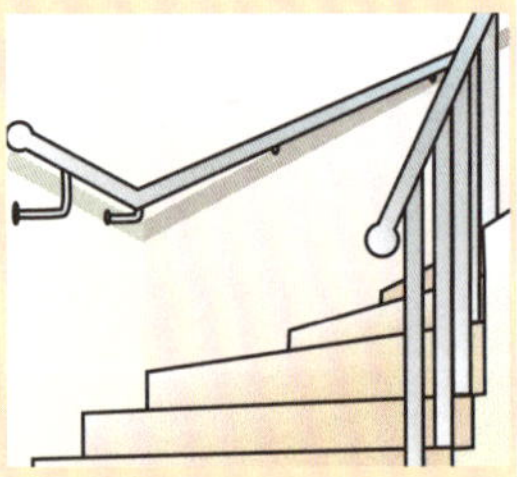
Treppen und Flure

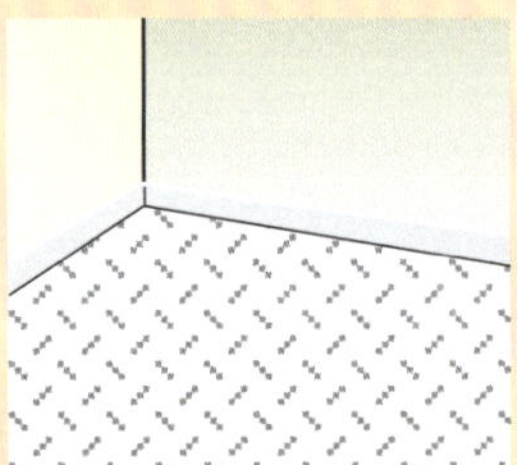
Fußböden

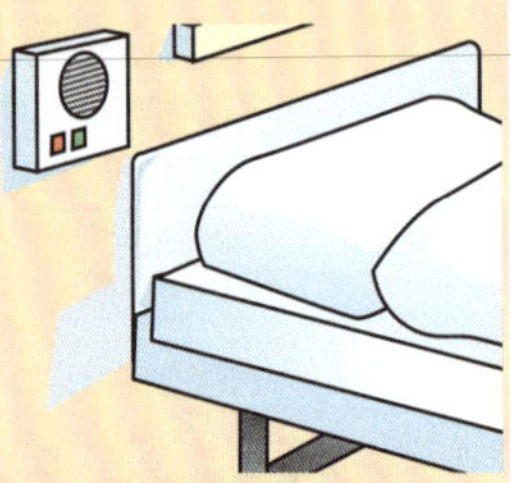
Rufanlage

Lage und Größe der Zimmer
Der Zugang zu den Zimmern muss unmittelbar von einem Flur erfolgen. Durchgänge durch andere Zimmer sind nicht erlaubt.
Mindestgröße
- für eine Person nicht kleiner als ____________,
- für zwei Personen mindestens ____________.

Grundsätzlich sollten nicht mehr als ____________ in einem Zimmer untergebracht werden.

Treppen und Flure
Treppen und Flure müssen auf beiden Seiten mit ____________ versehen sein.

Aufzüge
In Gebäuden mit mehreren Geschossen sind ____________ einzubauen.

Fußböden
Fußböden müssen ____________ sein.

Beleuchtung
Lichtschalter müssen gut ____________ sein. Für eine Nachtbeleuchtung und ____________ in den Wohnräumen ist zu sorgen.

Rufanlage
Räume für pflegebedürftige Bewohner müssen mit einer ____________ ausgestattet sein.

Fernsprecher
In jedem Gebäude des Heims muss ein Fernsprecher ohne die Möglichkeit ____________ zur Verfügung stehen.

Sanitäre Anlagen
Geeignete Sanitäreinrichtungen müssen installiert sein. Darüber hinaus sind umfangreiche Einzelheiten geregelt wie Sicht ____________ bei Gemeinschaftsanlagen, ____________, Einrichtungen für ____________fahrer.

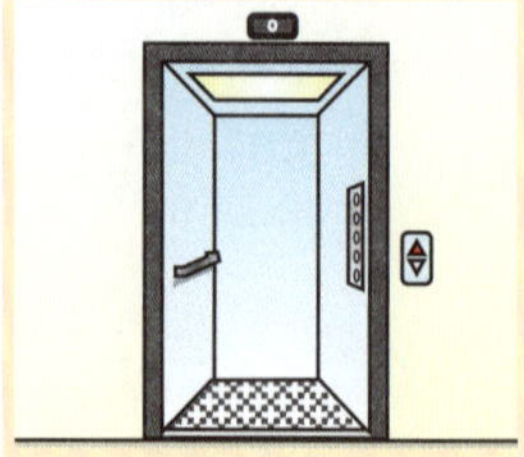
Aufzüge

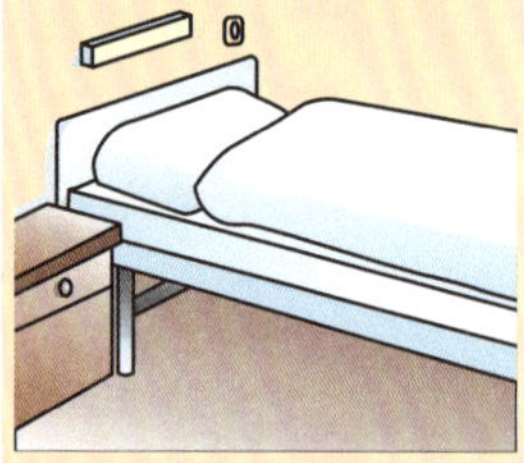
Beleuchtung

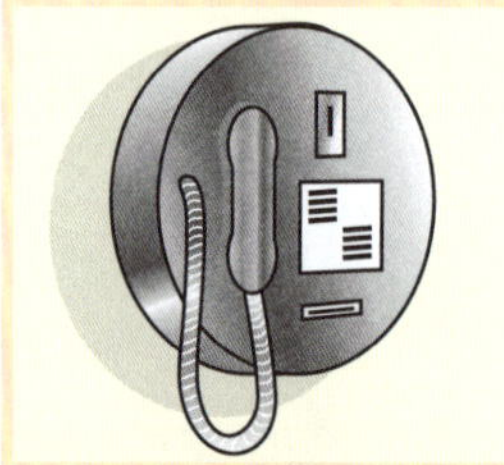
Fernsprecher

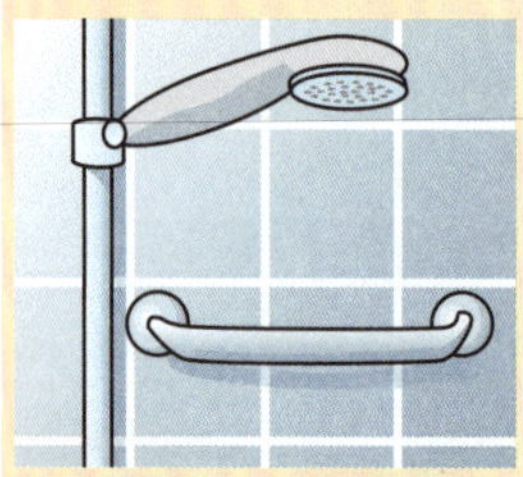
Sanitäre Anlagen

12 Zwischen dem Unternehmer (Einrichtung) und dem zukünftigen Verbraucher (Bewohner) wird nach dem § 6 WBVG ein Vertrag abgeschlossen. Beantworten Sie dazu die folgenden Fragen.

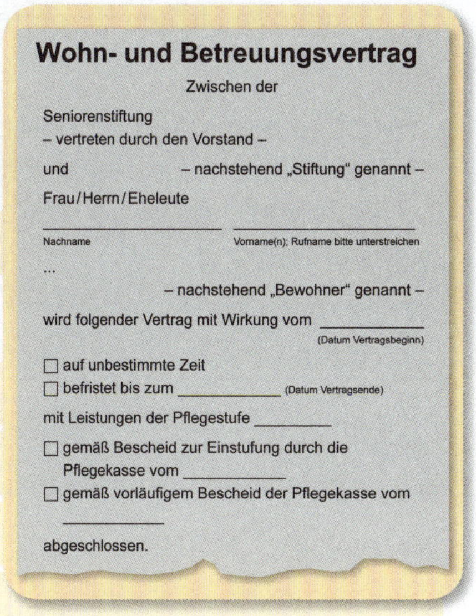

Wohn- und Betreuungsvertrag

Zwischen der

Seniorenstiftung
– vertreten durch den Vorstand –
und – nachstehend „Stiftung" genannt –
Frau/Herrn/Eheleute

Nachname ______ Vorname(n); Rufname bitte unterstreichen ______

...

– nachstehend „Bewohner" genannt –
wird folgender Vertrag mit Wirkung vom ______ (Datum Vertragsbeginn)

☐ auf unbestimmte Zeit
☐ befristet bis zum ______ (Datum Vertragsende)

mit Leistungen der Pflegestufe ______

☐ gemäß Bescheid zur Einstufung durch die Pflegekasse vom ______
☐ gemäß vorläufigem Bescheid der Pflegekasse vom ______

abgeschlossen.

In welcher Form muss ein Vertrag abgeschlossen werden?

Welche Inhalte sind im Vertrag verankert?

Frau Tornow lebt seit einem Jahr in der Senioreneinrichtung „Regenbogen". Ihre Tochter ist seit zwei Monaten Rentnerin und möchte, da sie jetzt genug Zeit hat, ihre Mutter zu Hause pflegen. Bis wann muss Frau Tornow ihren Vertrag kündigen, wenn sie am 31. Mai zur Tochter ziehen möchte und der Vertrag fristgerecht gekündigt werden soll?

13 Erklären Sie den Begriff „Pflegefehler".

Pflegefehler sind

14 Ergänzen Sie die Beispiele für „Pflegefehler" bzw. deren Folgen.

Beispiel	Folge
	Knochenbrüche, Platzwunden...
mangelhafte Umsetzung von Umlagerungen	
unregelmäßiges Einsetzen der Zahnprothesen	
	Kontrakturen
unzureichende Zufuhr von Flüssigkeit	

15 Ergänzen Sie den Lückentext unter Zuhilfenahme der vorgegebenen Begriffe im Kasten.

> Ausbildungsstand, abgelehnt, Anordnung, Therapie, Arzt, Aufsicht, Verantwortung, strafrechtlich, eindeutig, Qualifikation, Anordnungsverantwortung, Auszubildende, Pflegekraft, teilweise, Durchführungsverantwortung, Blutdruckmessung, haftet, Durchführung

Um entscheiden zu können, wer sowohl ____________ als auch zivilrechtlich für zugefügte Schäden an Pflegebedürftigen haftet, muss die ____________ geklärt werden. Hierbei unterscheidet man zwischen Anordnungs- und Durchführungsverantwortung. Die ____________ liegt in der Behandlungspflege allein beim behandelnden ____________. Er ist verantwortlich für Diagnose, ____________ und Aufklärung. Seine Anordnung muss ____________ und unverwechselbar sein. Dabei vertraut er darauf, dass die Anordnungen sorgfältig durchgeführt werden. Der Arzt muss sich ____________ von der korrekten Durchführung der Maßnahme überzeugen. Ein Beispiel wäre die ____________ der 12-stündlichen ____________ bei einer Heimbewohnerin mit ausgeprägten Blutdruckschwankungen.
Die ____________ liegt bei der ausführenden ____________. Sie muss entscheiden, ob sie sich aufgrund ihres Wissens und ihrer ____________ der Aufgabe gewachsen fühlt. Tätigkeiten, für die die Pflegekraft nicht befähigt ist, müssen ____________ werden. Bei fehlerhafter Ausführung ____________ die ausführende Pflegekraft. Dem Beispiel folgend, wäre es die korrekte ____________ der 12-stündlichen Blutdruckkontrolle. An ____________ dürfen nur Tätigkeiten deligiert werden, die ihrem ____________ entsprechen und unter ____________ erfolgen.

16 Eine Tat ist nicht rechtswidrig, wenn ein Rechtfertigungsgrund vorliegt. Geben Sie drei Beispiele an.

____

____

____

17 Welche Rechtsfolgen kann eine Straftat nach sich ziehen?

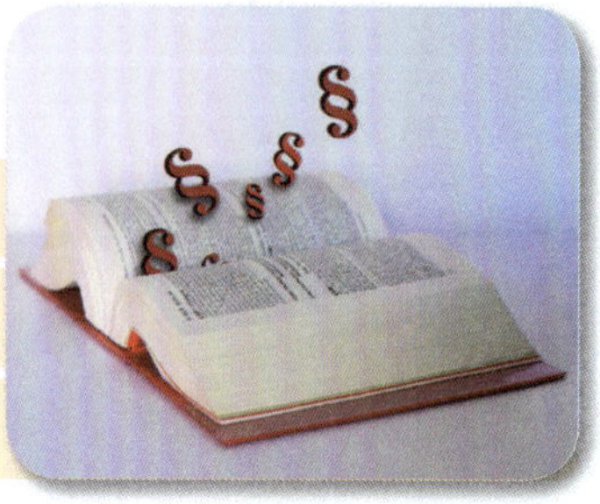

____

____

____

18 Lösen Sie das Kreuzworträtsel und testen Sie dadurch Ihr Wissen im Bereich „Rechtskunde". (ö = oe; ä = ae)

Senkrecht:	Waagerecht:
1 rechtliche Vereinbarung zwischen mindestens zwei Personen (Partnern)	8 Fähigkeit, Träger von Rechten und Pflichten zu sein
2 Handlungen, die zur Abwehr eines Angriffs erfolgen	9 letztwillige Verfügung
3 Fähigkeit, für sein Handeln verantwortlich zu sein	10 unerlaubte Handlung (im Zivilrecht) bzw. Straftat (im Strafrecht)
4 Eingriff in die körperliche Unversehrtheit einer Person	11 Verpflichtung bestimmter Berufsgruppen, ihnen anvertraute Geheimnisse nicht an Dritte weiterzugeben
5 rechtliche Vertretung Volljähriger, bei deren Unvermögen, eigene Angelegenheiten selbst regeln zu können	12 gesetzlich geregeltes System von Pflichtversicherungen
6 Maß, das den Schweregrad der Pflegebedürftigkeit einer Person bestimmt	13 gegenseitiger Vertrag, durch den sich der Arbeitnehmer zur Leistung der Arbeit und der Arbeitgeber zur Gewährung des vereinbarten Entgelts verpflichtet
7 Gesetz, das die stationäre Pflege älterer Menschen regelt	14 Rechte, die dem Bürger von einem Staat garantiert werden

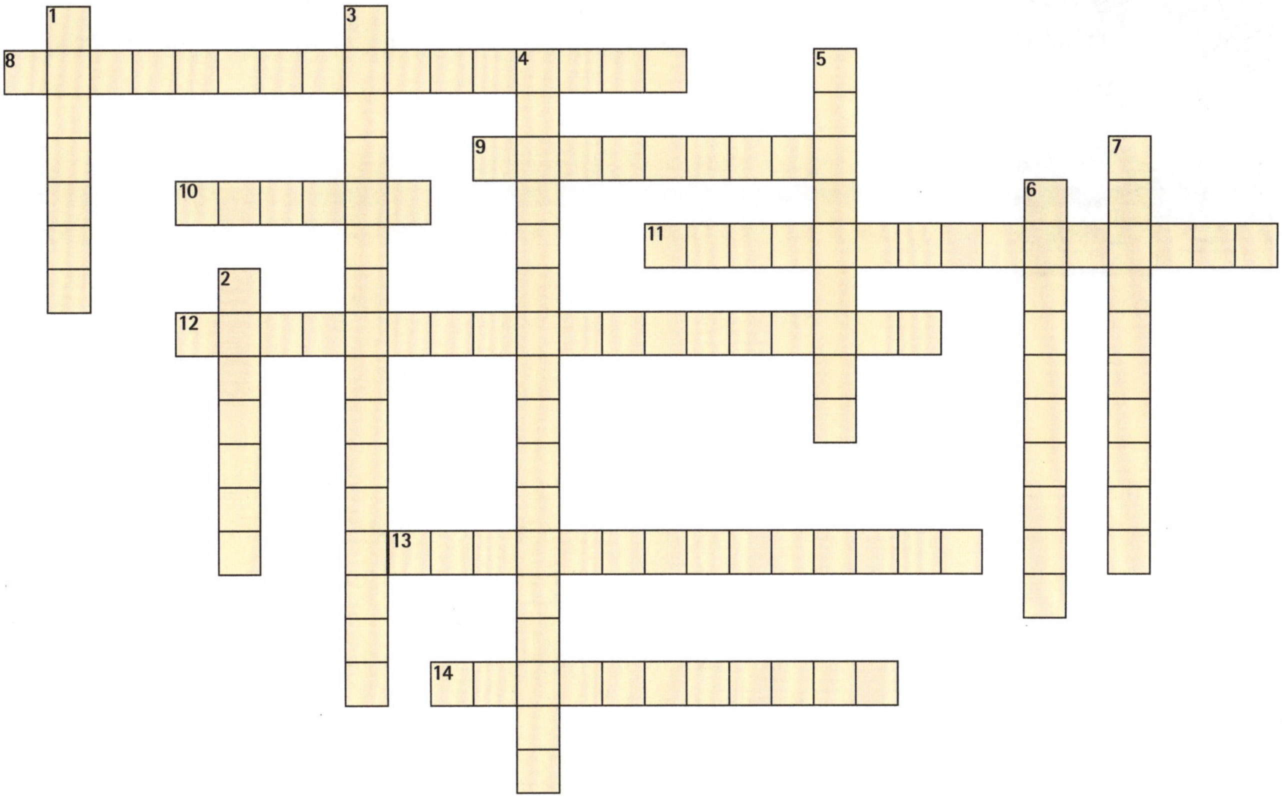

Pflege als Beruf

1 Auf den Fotos sind Personen abgebildet, die die Geschichte der Pflege mitgeschrieben haben bzw. mitschreiben. Arbeiten Sie die besonderen Verdienste der abgebildeten Persönlichkeiten unter Zuhilfenahme externer Quellen heraus. Vergleichen Sie im Unterrichtsgespräch.

Florence Nightingale

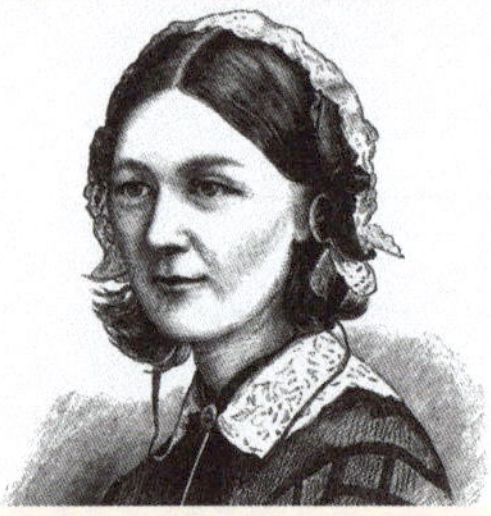

1820 - 1910

Agnes Karll

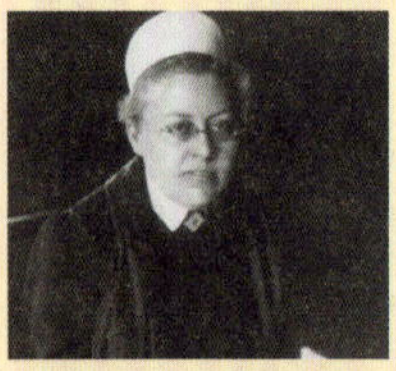

1868 - 1927

Monika Krohwinkel

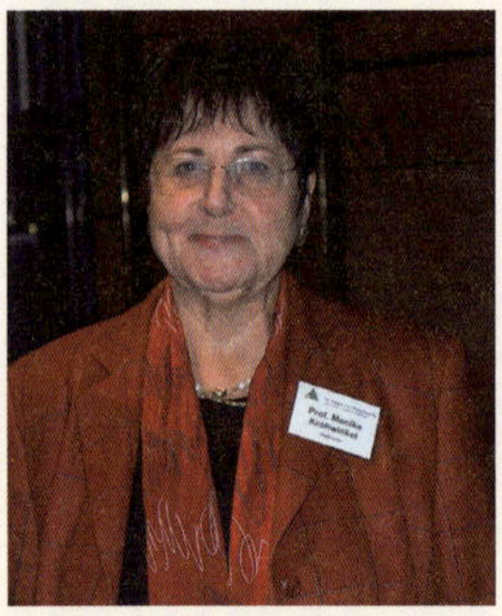

geboren 1941

2 Das Pflegeberufegesetz wird ab dem 1. Januar 2020 das Altenpflegegesetz und das Krankenpflegegesetz ablösen. Die generalistische Pflegeausbildung hat als oberste Zielsetzung, die Ausbildung zur Pflegefachkraft so umzugestalten, dass der Ausbildungsberuf an Attraktivität deutlich gewinnt und man so den Fachkräftemangel in der Pflege stoppen kann.
Informieren Sie sich in einer Internetrecherche über die generalistische Pflegeausbildung. Beantworten Sie anschließend folgende Fragen:

Welche bisherigen Ausbildungsberufe werden in der generalistischen Pflegeausbildung zusammengeführt?

Wann beginnt die neue Ausbildung?

Wie heißt der künftige Berufsabschluss?

Wie lange dauert die Ausbildung?

Wie wird die Ausbildung finanziert? Wird ein Schulgeld erhoben?

Wie ist die Ausbildung gegliedert?

Welche Zugangsvoraussetzungen müssen die Auszubildenden erfüllen?

Gibt es die Option, ein Pflegestudium zu absolvieren?

3 Ergänzen Sie die fehlenden Angaben der Übersicht über die Träger im Gesundheits- und Sozialwesen unter Zuhilfenahme der vorgegebenen Begriffe.

Zentralwohlfahrtsstelle der Juden in Deutschland, Land, Kreis, Deutscher Paritätischer Wohlfahrtsverband, Stiftungen, Kommunen, Wohlfahrtsverbände, Deutscher Caritasverband, Stadt, andere Träger, Gemeinde, Arbeiterwohlfahrt, private Träger, Bund, Deutsches Rotes Kreuz, Vereine, Diakonisches Werk der Evangelischen Kirche in Deutschland

Träger im Gesundheits- und Sozialwesen

- Öffentliche Träger
  - K
    -
    -
    -
  -
  -
- Freie Träger
  - W
    -
    -
    -
    -
    -
    -
  -
  -
    -

4 Ordnen Sie die im Suchworträtsel gefundenen Beispiele den Versorgungsformen in der Altenpflege zu. (→ ↓ ↘)

A	S	D	W	E	A	M	J	U	Z	T	R	E	E	W	A	Y	X
S	A	F	Z	P	F	L	E	G	E	H	E	I	M	N	J	K	N
X	O	A	S	W	Q	V	T	N	H	G	T	F	D	S	T	L	H
F	B	Z	N	H	Z	T	R	E	D	S	A	W	Q	E	A	B	G
S	C	N	I	T	D	F	G	Z	N	A	W	T	Z	U	G	G	R
D	V	H	N	A	N	M	J	K	L	W	A	Q	Y	C	E	S	E
F	B	Z	J	M	L	S	A	Q	W	R	O	G	T	Z	S	U	I
R	G	T	U	B	H	S	G	Z	T	R	Z	H	M	K	P	E	U
E	F	R	Z	U	J	E	T	A	K	L	L	B	N	K	F	Z	E
W	D	E	I	L	J	M	F	A	D	S	E	R	T	H	L	F	R
Q	E	D	O	A	N	A	C	H	T	P	F	L	E	G	E	I	O
A	R	S	P	N	N	V	D	E	Z	I	N	H	Z	T	G	I	B
Y	T	A	L	T	G	Y	A	S	E	R	O	T	H	J	E	N	M
X	Z	X	I	E	R	C	D	E	R	T	Z	N	N	H	Z	J	K
L	H	D	K	R	D	Y	S	E	R	T	Z	U	I	O	P	L	V

stationäre Altenhilfe

teilstationäre Altenhilfe

ambulante Altenhilfe

Pflegedienst